AF602196

SIGNE NOUVEAU

INDIQUANT

LA RESPIRATION DU NOUVEAU-NÉ

TIRÉ DE L'INSPECTION DE L'OREILLE

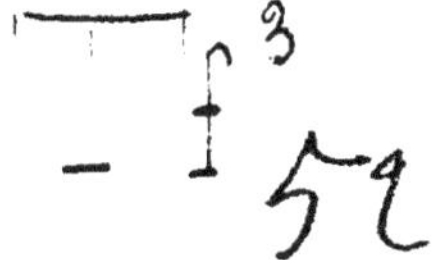

PARIS. — IMP. VICTOR GOUPY, RUE DE RENNES, 71.

OTOLOGIE. – MÉDECINE LÉGALE.

SIGNE NOUVEAU

INDIQUANT

LA RESPIRATION DU NOUVEAU-NÉ

TIRÉ

DE L'INSPECTION DE L'OREILLE

PAR

LE Dr GELLÉ

Ancien interne des hôpitaux,
Lauréat de l'Académie de médecine de Paris

PARIS.

Vve ADRIEN DELAHAYE ET Cie, LIBRAIRES-ÉDITEURS,
PLACE DE L'ÉCOLE DE MÉDECINE, 23.

1876

SIGNE NOUVEAU

INDIQUANT LA

RESPIRATION DU NOUVEAU-NÉ

TIRÉ DE L'INSPECTION DE L'OREILLE.

Étude médico-légale.

Pendant l'hiver 1874-75, je me livrais dans le cabinet, si accessible au travailleur, de M. le professeur Béclard, à l'étude de l'anatomie de l'oreille du fœtus. Je cherchais à élucider la pathogénie de la surdi-mutité, et, entre autres sujets, j'allais prendre en flagrant délit l'opération délicate et curieuse du passage de l'état fœtal à l'état de vie de l'organe auditif.

Comment ai-je été peu à peu conduit à faire un travail de médecine légale, par la nature même du sujet, poussé par les faits eux-mêmes, c'est ce que la lecture de mon travail expliquera suffisamment. C'est une thèse nouvelle que j'introduis dans la circulation scientifique; elle est le fruit de l'observation ; et, j'espère qu'on y trouvera les preuves d'un grand amour pour la vérité.

Le mouvement est un des caractères de la vie. De Blainville a dit, en définissant la vie, qu'elle est le double mouvement interne de composition et de décomposition, à la fois général et continu. Lamark dit de même que la vie est cet état de choses qui permet les mouvements organiques, lesquels résultent de l'excitation produite par une cause stimulante.

Dans la conception moderne, la vie n'est qu'un mode de mouvement.

En allant au fond des choses, on trouve toujours un mouvement comme cause d'un mouvement. Il est absurde, dit le P. Secchi, d'admettre que le mouvement dans la matière brute puisse avoir d'autre origine que le mouvement lui-même. Rien ne se perd, rien ne se crée, dit Claude Bernard, tout se transforme.

La corrélation des forces physiques ne consiste pas en autre chose qu'en des transformations de mouvements.

Si de la nature brute, nous passons à la nature vivante, nous voyons des mouvements vitaux qui naissent les uns des autres : l'idée de forces vitales vient à point quand les transformations des mouvements si complexes qui caractérisent la vie cessent d'être connues ; c'est un nom que notre ignorance donne à l'inexplicable.

En médecine légale on n'a point à étudier les mouvements ; ce sont des produits, des résultats de mouvements antécédents que le médecin est appelé à constater ; et c'est sur la vue de ces résultats qu'il a pour mission d'aider à reconnaître les mouvements qui les ont précédés et amenés.

Un cadavre d'enfant est là, et la justice interroge : a-t-il respiré ? a-t-il vécu ? L'étude du cadavre devra donner la clef de ce problème ; le médecin doit donc posséder à fond la connaissance de l'anatomie des organes du fœtus ; il doit savoir les mouvements organiques qui s'accomplissent à la naissance, leur modification par la maladie, par le travail de l'accouchement, par les opérations obstétricales ; enfin, son expérience aidée de celle des anciens lui aura fait apprécier sûrement la valeur des altérations cadavériques indices des manœuvres, attentats ou crimes qui ont dû causer la mort de l'enfant. Il saura, et leur mode d'action et la nature des lésions qu'ils laissent sur le corps de l'enfant nouveau-né, quand il a respiré ou quand au contraire il n'a pas vécu.

Le mouvement est en dernière analyse le meilleur caractère et signe de la vie.

Quel mouvement de l'enfant nouveau-né annonce la vie, si ce n'est celui qui la donne? Le fœtus émerge dans le milieu aérien : ce milieu agit sur lui ; il agit sur ce milieu : le premier cri annonce la première inspiration, et la vie.

C'est ainsi que la respiration aérienne, la *pénétration de l'air dans le tissu pulmonaire,* caractérisent la vie, comme elles l'entretiennent.

Toutes les modifications que cet acte nouveau fait subir au corps du nouveau-né, sont donc des caractères irrécusables, des preuves sans réplique qu'il a vécu.

Or, dès que la respiration a lieu facilement, complétement, largement, le foyer de la vie de l'enfant se déplace ; c'est au poumon que tout se rapporte, et c'est là que tout converge. Le sang y afflue de toutes parts ; les organes, les viscères se dégorgent; les cavités se chargent de gaz atmosphérique ; la veine ombilicale et le cordon se flétrissent, inutiles et sans fonction. La vie nouvelle circule ; et le sang oxygéné va tout modifier de proche en proche.

Les premières heures, les premiers moments de la vie de l'enfant sont décisifs : jamais peut-être de plus graves phénomènes vitaux ne se passeront dans son économie et aussi vite : là est le péril ; aussi, la mortalité est-elle forte en cette première journée d'existence si mouvementée.

L'enfant, dont l'organisme subit une si complète transformation et une telle revivification par l'air, a besoin dans sa faiblesse, de tous les soins, de tous les dévoûments : aussi sa vie est dans le cœur de ceux qui le reçoivent. Que le dévouement soit absent pour une cause ou l'autre, la vie est en danger: l'absence de soins est un mode qualifié de l'infanticide.

Quoi qu'il en soit, l'enfant nouveau-né qui a respiré, a laissé dans ses organes des traces sérieuses et ineffaçables de la vie, si courte qu'elle ait été : c'est de ces traces que le médecin légiste tire les preuves de la vie.

Entre toutes les modifications dues aux mouvements organiques éveillés par le jeu de la respiration, signe de vie, celles que les poumons ont subies ont été jusqu'ici étudiées avec soin.

Les questions d'infanticide soulèvent les problèmes suivants :

1° *Prouver que la mort a été causée volontairement.*

2° *Que l'enfant est nouveau-né.*

3° *Prouver que l'enfant est né vivant.*

On comprend donc l'intérêt qui s'attache à l'étude des signes caractéristiques de la respiration du nouveau-né.

La troisième circonstance constitutive du crime d'infanticide, c'est que l'enfant soit né vivant : l'accusation doit prouver qu'il a vécu, que la vie a été retirée à un être vivant.

C'est la difficulté de fournir cette preuve qui explique la quantité considérable d'acquittements et d'arrêts de non-lieu. Le défaut des signes de respiration empêchera toujours les poursuites, même peut-être en présence de désordres, signes de violences faites sur un corps en vie, tant le terrain est difficile et la circonspection de mise (Devergie, art. infanticide ; dict. de méd. et chir. pratiques).

Si l'enfant a vécu, quelles en sont les preuves ?

C'est à cette troisième question : preuves de la vie chez le nouveau-né, que nous limiterons notre sujet, laissant de côté tout ce qui peut tendre à résoudre les deux premières.

De cette thèse, déjà ainsi limitée, nous ne prendrons encore qu'une partie ; notre travail n'ayant rien à ajouter de neuf aux notions actuellement classiques, soit sur la docimasie pulmonaire, soit sur l'examen microscopique du tissu des poumons, tel que l'a exposé et fait accepter M. le Dr Bouchut (docimasie optique).

Notre sujet est entièrement nouveau, au moins n'ai-je rien trouvé de pareil dans nos livres de médecine légale, ni dans les écrits périodiques spéciaux ou autres.

Notre thèse est basée sur l'observation des modifications que l'établissement de la respiration fait subir à l'oreille de l'enfant qui vient de naître.

Ces modifications, ces transformations sont telles qu'il y a là un signe médico-légal sérieux de la respiration du nouveau-né : c'est ce que ce travail a pour but d'exposer et de démontrer.

Casper a dit : vivre c'est respirer, ne pas avoir respiré, c'est n'avoir pas vécu...

En médecine légale, c'est la respiration qui caractérise la vie chez le nouveau-né. Prouver qu'un enfant nouveau-né a respiré, c'est démontrer qu'il a vécu ; de là l'importance des signes de l'établissement de la respiration, c'est-à-dire des changements apportés par elle dans l'état des organes du nouveau-né. Ces signes sont obtenus par la comparaison de l'état anatomique connu des divers appareils de l'enfant, pris avant la naissance, et de celui que l'on constate dès qu'il a fait les premières respirations, et jeté le premier cri.

Notre thèse se trouve donc logiquement partagée en trois points ou études séparées :

1° Dans la première partie, nous étudierons l'état anatomique de l'oreille du fœtus (avant le part), ou *état fœtal de l'oreille.*

2° Dans la deuxième, l'état de l'oreille de l'enfant

qui est mort pendant l'accouchement, au passage, ou *modification de l'état fœtal par les accidents du part.*

3° Enfin dans la troisième partie, l'état de l'oreille chez le nouveau-né qui a respiré sera bien établi. Ce sont les modifications de l'état fœtal de l'oreille par la respiration : *oreille du nouveau-né ayant respiré.* J'y ajouterai en corollaire et par opposition, l'état de l'oreille chez *l'enfant insufflé.*

4° Dans un dernier chapitre, on trouvera la conclusion de ces données, leur application raisonnée à la solution des diverses questions qui peuvent se présenter au point de vue médico-légal, pour la constatation de la vie du nouveau-né.

Enfin, dans un tableau terminal, je classerai ce nouveau signe médico-légal à côté de ses analogues, de façon à dessiner nettement le groupe des signes de la respiration du nouveau-né, grossi de celui que ce travail a permis d'y ajouter.

PREMIÈRE PARTIE

ETAT FOETAL DE L'OREILLE.

L'observateur trouvera dans l'étude du développement de l'oreille des notions sérieuses dont l'application à la pratique pour être moins immédiate ne laisse pas d'être indiscutable.

Quelques mots sur l'évolution de l'organe de l'ouïe du fœtus, seront un excellent prélude à la description de l'oreille du nouveau-né.

L'oreille moyenne se développe d'une façon très-rapide.

Au quatrième mois, les organes délicats qui la composent sont au complet. Ils possèdent toute l'apparence des parties semblables de l'adulte, au volume près.

Il faut lire à ce sujet le travail consciencieux de MM. Robin et Magitot sur le Cartilage de Mekel (annales des sciences naturelles, quatrième série. T. 18, Cahier 4.)

L'oreille moyenne naît aux dépens du premier arc viscéral, au-dessous de la cellule cérébrale moyenne. Au vingt-huitième jour, apparition du cartilage de Mekel. Ce cartilage, formé de deux moitiés latérales, soudées en avant, a ses deux extrémités placées au-dessous de la cellule cérébrale moyenne ; c'est là que va se développer la cavité tympanique.

Les deux extrémités droite et gauche du fer à cheval formé par le cartilage de Mekel offrent bientôt la forme et le volume du *Marteau*.

Peu à peu la partie extrà-tympanique, celle qui va se confondre en avant avec le maxillaire inférieur, s'atrophie, tandis que au contraire le marteau s'ossifie. Ceci a lieu vers le troisième mois ; à quatre mois cette ossification est complète.

L'*anneau tympanal*, osseux dès l'apparition, se voit dès le deuxième mois à peu près ; il a la courbure d'une faucille et sa forme ; deux semaines au plus après, *le tympan* remplit le cadre tympanal et le manche du marteau y adhère; la tète de cet osselet dépasse le cercle tympanique, comme cela a lieu chez l'adulte.

A sept mois, du cartilage de Mekel, une seule partie reste, c'est le marteau.

L'*enclume*, l'os lenticulaire et l'*étrier* se développent simultanément ; et à quatre mois révolus l'ossification de leurs cartilages est accomplie. A la naissance, l'oreille moyenne est aussi volumineuse que celle de l'adulte : l'anneau tympanique est seul très-différent de la portion osseuse du conduit auditif externe de l'homme fait.

Fig. 1.

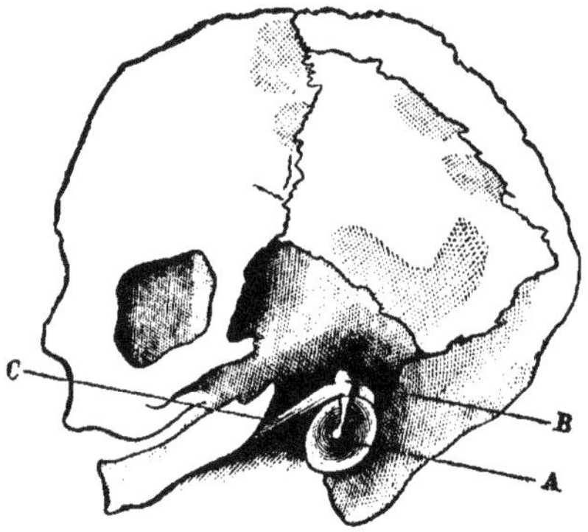

A. Membrane du tympan. B. Marteau. C. Cartilage de Meckel.

Fig. II.

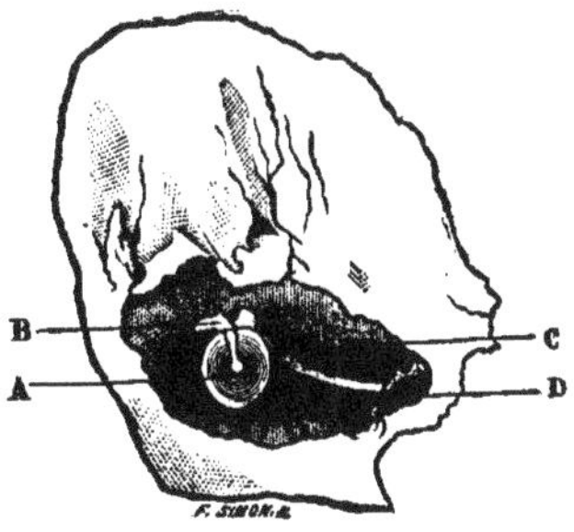

A. Tympan. B. Marteau. C. Cartilage de Meckel. D. Maxillaire inférieur brisé pour laisser voir le cartilage.

Je donne *in extenso,* et comme type, la description exacte d'une pièce fournie par un crâne d'enfant mort-né, avant terme, et qui n'a pas respiré.

Autopsie. — Mars 1874.

Enfant né avant terme, bien conformé ; n'a pas de bosse sanguine ; poumons non aérés, fœtaux.

Conduit court : la longueur de la paroi supérieure est de 1 centimètre ; la paroi inférieure a 2 centim.

L'orifice du méat a 2 millimètres au plus de diamètre. Le tympan a bien un centimètre de diamètre, et la paroi inférieure, fibreuse, du conduit auditif qui le couvre, s'élargit en forme de raquette pour s'insérer au cadre tympanal.

En coupant au ras cette insertion fibreuse solide, on met à nu l'os tympanal, et l'on s'aperçoit aussitôt qu'il est mobile, et qu'il peut être enlevé sans léser le tympan, dont la muqueuse se continue sans interruption avec celle de la caisse.

Une empreinte circulaire indique la place occupée par cet os curieux, qui n'est fortement attaché au temporal (écaille) qu'en son extrémité antérieure élargie.

La peau de la paroi supérieure du méat se continue en s'amincissant sur la partie supérieure (sus-apophysaire) de la cloison tympanique ; plusieurs couches d'épiderme épais, onctueux, remplissent le conduit, et l'oblitèrent complétement, accolant la paroi inférieure du méat à la face externe du tympan.

L'extrémité postérieure du cadre est aiguë, amincie, ce qui lui donne la forme d'une serpe.

L'extrémité du manche du marteau, ou umbo, répond ici plus bas que l'adulte ; c'est-à-dire que la distance de l'umbo au bord inférieur du cadre tympanal est plus courte que la longueur du manche (ceci est l'état normal chez le chien, le chat, le mulet, le lapin, le cobaie, etc.),

L'umbo n'est pas au centre de la cloison. La concavité tympanique est faible, et l'apophyse externe du marteau très-ressortie, est volumineuse, plus peut-être que chez l'adulte.

Il n'y a pas d'apophyse mastoïde : un méplat répond à cette éminence.

Ce point du rocher est très-spongieux, rouge brun, et saigne abondamment ; il y a là une large communication entre les vaisseaux osseux et ceux de la dure-mère. Cette extrémité spongieuse offre encore un noyau cartilagineux tendre, enchâssé dans le tissu osseux.

A cette partie si éminemment vasculaire répond, du côté de la caisse l'excavation bien limitée, à parois lisses, dite pré-mastoïdienne.

Ouvrons la cavité tympanique. On fait sauter au ciseau la paroi supérieure de la caisse le long de la scissure, qui sépare l'écaille temporale du corps du rocher, en procédant d'arrière en avant.

La fossette pré-mastoïdienne est mise à nu ; puis les deux têtes blanches et rondes, et accolées du marteau et de l'enclume aparaissent, saillantes au milieu d'un magma demi-pâteux, brunâtre, gélatiniforme et quelque peu transparent surtout en arrière (fossette pré-mastoïde), plus fluide, plus coloré en avant.

La pince saisit difficilement les lambeaux de ce tissu, où l'on voit des vaisseaux ramifiés, à l'œil nu. Ce magma remplit la cavité ; cependant on remarque que le tissu est plus raréfié auprès de la cloison, et que le contenu est là plus ténu et plus mobile. L'acide phénique durcit et décolore à la longue ce tissu.

Ce contenu, examiné au microscope, avec un grossissement de 250 diamètres, a permis de constater l'existence d'un tissu amorphe, pâle par places, coloré en d'autres, et parsemé de larges cellules blanches, rondes, lisses sans noyau, ou à noyaux rares, mêlées à une foule de globules colorés en rouge, soit libres, soit en amas grenu brunâtre, qui sont des globules du sang altérés. Ils forment par place des traînées hémorrhagiques, qui répondent aux points les plus vivement injectés de la muqueuse tympanique.

Cette muqueuse est ici facile à étudier, ses replis sont évidents ; on voit sans effort la lamelle qui sous-tend la corde du tympan ; le cône qui coiffe l'étrier, les ligaments purement muqueux, dits suspenseurs du marteau ; enfin, une toile fine et colorée qui sépare la caisse de la fossette pré-mastoïdienne, laquelle n'est pas encore partie intégrante de la cavité tympanique.

Cette muqueuse, est vivement injectée d'arborisations visibles à l'œil nu ; par place, au niveau de la fossette ovale, par exemple, elle est le siège d'une véritable ecchymose énorme, véritable hémorrhagie intra-muqueuse, d'un rouge vineux, produit probable du travail de l'accouchement.

Au niveau de la fossette pré-mastoïdienne, le tissu est plus clair, gris, transparent, traversé par une belle arborisation vasculaire dans le sens de sa longueur : c'est une gelée adhérente à l'os qui la supporte, et qui résiste au lavage, comme tout le contenu de cette cavité fœtale.

La caisse comblée est vide d'air.

Chose remarquable, ce produit s'arrête à la cavité tympanique ; il la remplit, mais cesse au seuil de la trompe d'Eustache, si large cependant ici (3 millimètres au moins à son origine).

Ce canal est vide, sec ; sa muqueuse est pâle, ferme, sans trace de la vascularisation si nombreuse de la cavité où il aboutit.

Le contenu gélatiniforme et la vascularisation sont bien particuliers à la cavité de l'oreille moyenne chez le fœtus.

Ici, il existe une différence importante à signaler entre l'oreille moyenne du fœtus et celle de l'adulte ; je veux parler de l'absence de l'apophyse mastoïde, et par conséquent des cellules si vastes qui la constituent.

L'oreille moyenne du fœtus ne présente pas ce diverticulum ; à sa place, on trouve s'ouvrant largement dans la cavité du tympan une loge de grandeur variable, qui répond en avant et au-dessus du tissu spongieux qui remplace l'apophyse mastoïde absente ; c'est la cavité pré-mastoïdienne des auteurs.

Le conduit auditif externe, disposé en bec de flûte, recouvre par sa paroi inférieure la face externe du tympan qui lui est parallèle et supérieure ; on le reconnaît, ainsi que le pavillon, dès le quatre-vingtième jour.

Le tympan fait partie du plan général de la base du crâne, et regarde directement en bas ; ce n'est que beaucoup plus tard, au moment si critique de la dentition que le tympan se relève par l'élargissement des surfaces osseuses de la base du crâne, qui marche en proportion du développement de la mâchoire et des dents.

Chez le nouveau-né le conduit auditif est virtuel, en ce sens qu'un amas pulpeux d'épiderme onctueux, blanc ou blanc jaunâtre le remplit, accolant la face externe de la cloison tympanique à la paroi membraneuse du conduit. Ainsi, nulle communication de la cavité tympanique avec le dehors, si ce n'est par le canal de la *Trompe d'Eustache*, laquelle très-largement ouverte chez le nouveau-né, permet le passage à travers le pharynx.

Le praticien devra se rappeler à propos cette disposition anatomique qui facilite les collections intra-tympaniques et explique leur fâcheuse tendance soit à gagner la cavité crânienne, soit à détruire de proche en proche toutes les parties de l'organe auditif, avant de trouver issue, puisque « le loup est enfermé dans la bergerie. »

Maintenant que la cavité tympanique de l'oreille moyenne du fœtus est connue, voyons quel est son contenu. Chez le fœtus jusqu'à la naissance, *la cavité tympanique est virtuelle.* Il suffit de jeter les yeux sur les figures ci-jointes pour comprendre la disposition des parties (V. Pl.). Ce sont des desseins pris sur des oreilles d'enfants nés avant terme, et qui étaient morts avant le part.

Les uns sont des enfants syphilitiques, venus à l'état de macération, de décollement de l'épiderme, etc., qui ne laissent aucun doute sur l'état de mort dans le sein de la mère, et sur le fait d'un accouchement d'enfant mort.

Le temporal avec le rocher sont extraits du crâne. L'oreille, peu développée dans son écaille, a déjà tous ses caractères bien nets. En enlevant avec la pointe des ciseaux un fragment de la partie si fragile qui unit le rocher à l'écaille du temporal (face crânienne), le long du sillon très évident après l'arrachement de la dure-mère, qui sépare ces deux parties de l'os, la cavité tympanique est ouverte par sa paroi supérieure.

Ouvrons largement, en continuant en avant et arrière l'ablation des lamelles osseuses légères et tendres qui constituent cette *paroi crânienne* de l'oreille moyenne ; voici le tableau qui se présente aux yeux : unemasse pâteuse, de couleur chocolat clair le plus souvent, quelquefois plus pâle, lisse, adhérente, faisant corps avec les parois, remplit toute la surface dénudée.

Deux éminences blanches, osseuses, font saillies, et tranchent vivement sur ce fond coloré : ce sont les têtes du marteau et de l'enclume réunies. Déplacez ces osselets ; la substance qui forme ce contenu de l'oreille, comme une cire molle, conserve leur empreinte.

Placez le tout sous un filet d'eau rapide ; rien ne bouge, la masse n'est pas désagrégée ; la pince l'écrase, mais ne peut l'attirer ; séparez la pièce brusquement en deux parties, en écartant l'écaille du rocher ; rien ne tombe. Le magma reste en place comblant tout les vides, interposé entre les osselets, réunissant les surfaces opposées, masquant toutes les anfractuosités ; bouchant l'orifice de la trompe d'Eustache, et remplissant sous forme d'une gelée plus ou moins trouble et rosée la logette pré-mastoïdienne dont nous avons parlé.

Il n'y a pas encore de cavité tympanique ; il y a tout ce qu'il faut pour en avoir une, au moment voulu.

Qu'est-ce que le contenu ?

C'est un tissu : il joue ici le rôle de la moelle dans les os : l'oreille n'est-elle pas une grande cellule osseuse ?

Une trame fine composée d'éléments jeunes et à peine constitués, ceux que l'on trouve dans l'organisation des muqueuses d'évolution rapide, et dans les produits de nouvelle formation, des vaisseaux capillaires sanguins abondants et de l'eau qui forme les 99 centièmes au moins du volume total, voilà la constitution du magma intra-tympanique chez le fœtus.

Une lame muqueuse trés-distincte sépare souvent totalement la cavité pré-mastoïdienne de la cavité du tympan et l'isole.

C'est une muqueuse avec des caractères particuliers d'imbibition, de vascularisation et de développement qui lui permettent de combler ce vide.

Quand la pièce s'est desséchée, par le retrait des parties gonflées, par la disparition de l'eau, une membrane mince apparaît qui couvre les aspérités, sous-tend les saillies osseuses, coiffe les osselets, enveloppe les nerfs, les tendons, les apophyses ; cache les creux, forme des ponts, des brides, des replis, des sortes de mésentères entre les parois et les divers organes que renferme cette curieuse cavité de l'oreille moyenne.

Chez le fœtus, cette membrane, presque invisible chez l'adulte, est en beaucoup de points très-facilement appréciable ; on la décolle, on l'isole, on peut l'étudier.

C'est ici que les bourses si bien décrites par de Trœltsch, autour de la cloison, sont de toute évidence.

C'est là qu'il faut étudier la cavité tympanique pour comprendre les phénomènes pathologiques, tels que la réplétion possible de la caisse par la muqueuse hypertrophiée, la hernie de celle-ci à travers la membrane perforée, l'obturation de la trompe ; et, en somme, le retour à l'état fœtal par le fait de l'inflammation aiguë ou chronique de l'oreille moyenne.

Cette description sera mieux goûtée si l'on suit sur les figures ou les schemas qui accompagnent ce travail, la disposition dont il est question (V. fig).

En résumé, la cavité auriculaire, avant la naissance, et cela est d'autant plus accusé que l'on s'éloigne davantage de cette époque, est complétement remplie par une sorte de masse gélatiniforme, de couleur variant du gris bleuâtre transparant au rouge trouble plus ou moins foncé, ressemblant à une gelée, surtout dans la partie susmastoïdienne, et dans l'étage supérieur de la caisse du tympan, plus diffluente et ténu vers le plancher de la caisse et auprès de la cloison.

En même temps la membrane muqueuse intra-tympanique a un caractère de muqueuse très-accusé ; elle est vasculaire, tomenteuse, molle, sur les os, plus solide dans les replis mésosselétiques, et dans ceux qui sous-tendent la corde du tympan et les tendons.

Il résulte de l'étude des pièces que j'ai eues entre les mains jusqu'ici, que, malgré une putréfaction déjà avancée des os du crâne et des autres parties molles, on a pu, au bout de quatre à vingt jours, constater la présence du magna gélatiniforme, qui avait conservé tous ses caractères remarquables.

Il y a donc là un signe durable, persistant dont l'utilisation sera précieuse dans les recherches tardives, que la putréfaction avancée des parties empêche de mener aujourd'hui à bonne fin.

Alors que les épreuves docimasiques feront défaut, l'inspection de la cavité auriculaire pourra mettre sur la voie, et guider la justice.

En voici un exemple. La persistance du signe et son intégrité, malgré l'existence d'une putréfaction avancée, au quatrième jour après la mort, et par les grandes chaleurs d'orage de l'été 1874, permettent de le placer au premier rang, dans une recherche médico-légale des signes de la vie chez le nouveau-né.

En effet, on a pu retrouver intacts et complets les caractères typiques de l'état fœtal tels que nous les avons précédemment décrits. Il a donc fallu admettre que le sujet n'avait pas respiré, qu'il était mort avant le part. L'autopsie a montré des poumons non aérés, fœtaux.

Mais, il suffisait de l'inspection du cadavre pour reconnaître un fœtus macéré, dont l'épiderme décollé, en grands lambeaux, le derme violacé, les chairs flasques et infiltrées, les humeurs poisseuses et à odeur spéciale, annonçaient d'une façon indiscutable que l'enfant mort dans le sein maternel depuis plusieurs jours, offrait en plus de la putréfaction cadavérique ordinaire cette décomposition caractéristique de la mort intra-utérine.

Malgré la réunion de ces deux causes de destruction, le signe était présent, visible et parfaitement reconnaissable. Il est difficile de prévoir le temps nécessaire à sa disparition; ce sont des expériences intéressantes à instituer.

Voici au reste le procès-verbal d'autopsie. Il est bien entendu que je ne cite le fait qu'à titre de preuve de la durée de l'aspect fœtal, et pour mettre en lumière la valeur médico-légale de l'état anatomique de la cavité de l'oreille moyenne. Il y a là un indice précieux, qu'il ne faut point négliger désormais, vu la pénurie et l'inconstance des signes de la respiration chez le nouveau-né.

Observation n° 20 du cahier des autopsies.

15 mai 1874. — Temps lourd et très-chaud. Naissance le 10 mai. Autopsie le 15 à quatre heures. Enfant macéré, épiderme décollé, enlevé sur de larges surfaces; le cadavre est aplati; il s'étale, la tête est molle et difforme; le ventre verdâtre et ballonné; le tissu cellulaire sous-cutané est violacé, infiltré, tremblotant comme une gelée; les os du crâne sont dissociés; la matière cérébrale est diffluente; odeur fade, repoussante.

Il est évident, malgré l'absence de renseignements sur l'accouchement, que l'enfant est mort dans le sein de la mère, et qu'il a été spontanément expulsé quelques jours après. Les poumons sont petits et non aérés : il n'y a pas eu de vie extra-utérine.

Malgré cette décomposition de tous les tissus, l'aspect des cavités auriculaires est typique. La paroi supérieure crânienne de la caisse étant enlevée, *le magma gélatiniforme brunâtre apparait;* il remplit complétement la caisse ; c'est bien l'oreille moyenne du fœtus.

La teinte générale du contenu est plus pale, plus transparente : le magma moins pourvu de vaisseaux ; mais, à cela près, tout a conservé la disposition connue de la caisse fœtale.

De Trœltsch, dans son anatomie de l'oreille moyenne (p. 179, traduction de Lévi et Kuhn), dit textuellement que les cavités tympaniques ne contiennent pas plus d'air chez le fœtus que les poumons. Elles sont remplies par une prolifération cellulaire de la muqueuse, notamment de celle de la paroi labyrinthique, qui, sous forme d'un bourrelet épais, s'avance jusqu'à la face interne lisse du tympan contre laquelle elle s'applique.

Ce bourrelet muco-gélatineux, n'est point du mucus, comme le veut Huschke; c'est un tissu, ainsi que nous l'avons dit, tissu vasculaire par excellence, formé d'un réseau de cellules embryonnaires de tissu conjonctif. Un épithélium pavimenteux, rempli de noyaux, recouvre, selon de Trœltsch, toute la surface de ce bourrelet muqueux.

Si l'on veut avoir un élément de comparaison assez juste de cet état anatomique transitoire, fœtal, de la muqueuse tympanique, on pourra se rappeler l'aspect et la nature du chémosis inflammatoire, dans certaines conjonctivites générales suraiguës.

Les pièces que j'ai dessinées pour ce travail, ont nécessairement été prises au moment où une dessication légère avait amené un retrait suffisant pour permettre de distinguer les replis, les saillies et les creux caractéristiques. Rien n'est plus difficile, comme chacun sait, que de conserver à une pièce de ce genre, son aspect injecté, vascularisé, primitif. Avec le temps, l'épaisseur, la mollesse, l'aspect tomenteux, la couleur disparaissent peu à peu.

Cependant, à l'aide de l'acide phénique, j'ai pu conserver le volume du contenu de quelques-unes des caisses de ma collection.

J'ai rétabli par la pensée le schéma suivant, qui donne l'idée des replis de la muqueuse de la caisse dans ce cas. (*V.* fig. 1 de l'*Atlas.*)

En regardant de face la membrane du tympan, on voit en arrière du marteau une surface rouge en demi-croissant (x) : c'est le repli muqueux qui supporte la corde du tympan. Ce repli, en forme de faucille, et facilement vu à travers la cloison, est appliqué à sa face postérieure ; il circonscrit une poche aplatie, ouverte en bas, que de Troeltsch a décrite sous le nom de bourse postérieure du tympan.

Derrière ce repli falciforme, et visible par la paroi supérieure de la caisse surtout, on trouve un prolongement muqueux qui englobe la branche descendante de l'enclume et va de là couvrir et cacher l'étrier et une partie de la fossette ovale. Sur cette pièce fraîche, cet ensemble de replis forme un noyau rougeâtre tomenteux, assez épais pour masquer les osselets et qui occupe presque toute largeur de la cavité en ce point.

En K la muqueuse de la voûte descend sur l'enclume, et ainsi se trouve encore formée une *bourse supérieure* qui isole les deux têtes de ces osselets articulés de la paroi externe de la caisse, au-dessus du cadre tympanal.

Schéma de la muqueuse de la caisse tympanique du fœtus.

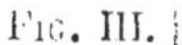

Fig. III.

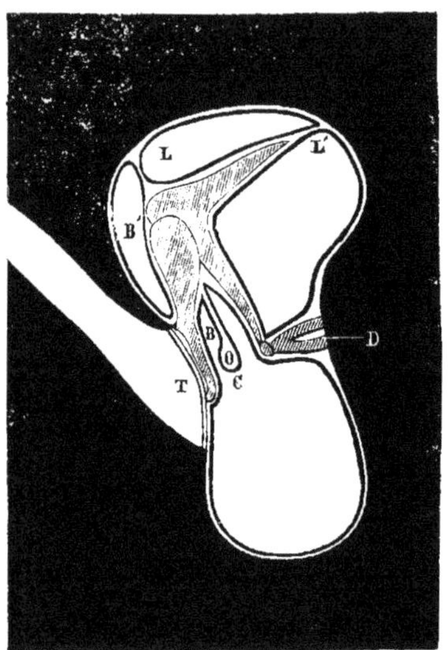

Le schema (fig. III) montre les replis vus par une coupe de la caisse de dehors en dedans, en travers du rocher.

O. Les osselets teintés de noir qui traversent la caisse, de la cloison T, à la paroi interne.

C. Corde du tympan suspendue à son repli muqueux.

D. Etrier coiffé d'un cône muqueux.

B. Bourse inférieure (corde du tympan).

B'. Bourse supérieure.

L. Ligament, dit suspenseur du marteau.

L'. Ligament de la branche horizontale de l'enclume.

La muqueuse tomenteuse sur les os, résistante au contact comme du velours très-fin, enveloppe le tendon du muscle interne du marteau, mais seulement à sa face inférieure. Ce tendon, par son bord supérieur, fait corps avec les faisceaux fibreux qui limitent et constituent la trompe à son origine.

La paroi supérieure de la caisse commence à partir de ce tendon : la trompe d'Eustache s'abouche à ce niveau dans l'oreille moyenne.

Le cachet spécial de l'état anatomique de l'oreille moyenne du fœtus se trahit encore à un œil exercé quelques mois après la mort, si j'en juge d'après les pièces que je garde. C'est à la force des replis, à leur nombre, à leur épaisseur, à leur coloration, que le diagnostic se pose.

La réplétion de la cavité par un produit spécial caractéristique, bien qu'amoindrie avec le temps, se conserve assez bien pour que toute erreur soit évitée malgré la date éloignée de la mort. Au point de vue médico-légal, cette persistance a une grande importance.

C'est une ressource sérieuse, car la dessiccation marchant moins vite dans le cimetière qu'à l'air libre, il sera longtemps possible, dans une exhumation judiciaire tardive par exemple, de retrouver sur la pièce les signes tranchés de l'état fœtal (oreille fœtale).

En somme, chez un enfant mort-né avant terme, qui par conséquent n'a pas respiré, longtemps après le décès, le médecin expert pourra constater la présence d'une disposition anatomique particulière dans la cavité tympanique suffisante pour conclure à la non-préexistence de mouvements de respiration.

Il résulte de l'ensemble des faits précédemment exposés que la vie fœtale a une caractéristique durable, susceptible d'être utilisée en médecine légale.

Quelques particularités anatomiques ont encore besoin d'être signalées.

Une des plus importantes, tant par les déductions pratiques auxquelles elle se prête, que par sa généralité, est l'état d'intégrité remarquable dans lequel apparaît constamment la membrane du tympan.

Au milieu d'une vascularisation aussi abondante, au voisinage d'une hypertrophie si accusée de tous les tissus membraneux, en présence d'une prolifération conjonctive aussi active, sa transparence, sa minceur, sa tension, son élasticité, en somme toutes ses qualités physiques et ses propriétés fonctionnelles sont restées intactes.

On doit remarquer que c'est de la paroi interne et de la surface osseuse exclusivement que partent les replis, et le bourrelet gélatiniforme formé par la muqueuse. Cette paroi interne, cette surface anfractueuse des os de l'oreille moyenne disparaissent sous le manteau vasculaire, ecchymotique de la muqueuse intra-tympanique.

C'est cette muqueuse hypertrophiée qui s'avance du promontoire vers la cloison, comblant la cavité et empâtant son contenu.

Toute fine qu'elle est chez l'adulte, cette muqueuse de la paroi interne de la caisse tympanique a donc offert à une certaine période de la vie un développement remarquable, tandis que semblable antécédent n'a point été observé sur la muqueuse délicate qui tapisse la face interne de la membrane du tympan.

Ne nous étonnons donc point de ce que les processus pathologiques arrivent à reproduire les dispositions de l'état fœtal; que ce soit surtout et plutôt la paroi interne de la caisse qui se gonfle et se vascularise, tandis que l'absorption de la cloison par l'extension du mal sera tardive.

Il n'était pas sans intérêt, je crois, de faire ce rapprochement entre les procédés anatomo-pathologiques et les données de l'anatomie de développement.

Il en résulte que l'observateur, dans l'exploration de l'oreille, pourra à travers le tissu resté sain encore et transparent de la membrane du tympan apercevoir le bourrelet vasculaire pathologique, s'avançant à la rencontre de celle-ci.

Quand, dans l'otite aigüe, l'opacité complète de la cloison prive le clinicien de ces signes, celui-ci n'oubliera pas qu'il existe derrière ce voile une réplétion de la caisse, et que la section du tympan est le seul moyen d'amener la résolution, ou d'ouvrir une issue aux collections consécutives.

De ce premier paragraphe, on peut conclure :

1° Il existe chez le fœtus, un état particulier caractéristique de la muqueuse de l'oreille moyenne.

2° Chez le fœtus, la caisse est remplie d'un magma vasculaire gélatiniforme constitué par la membrane muqueuse hypertrophiée.

3° La constance et la persistance de cet état anatomique sur le cadavre du mort-né, même longtemps après la mort, et dans le cas de putréfaction avancée, en font un signe médico-légal de haute valeur, indiquant que l'enfant n'a pas respiré ; qu'il n'a vécu que de la vie intra-utérine.

L'accouchement modifie souvent d'une façon importante l'aspect si caractéristique de l'oreille moyenne fœtale. Les accidents du part se trahissent fréquemment par une altération plus ou moins marquée de la vascularisation ordinaire. Les opérations nécessitées par les cas de dystocie, dans lesquelles le crâne du fœtus est plus ou moins mutilé et celui-ci sacrifié ou non, laissent à leur suite de graves modifications de l'état normal de l'organe auditif.

Ces divers changements causés par l'acte de l'accouchement seront plus fructueusement exposés dans le chapitre suivant où l'on s'occupe surtout d'étudier l'action exercée sur le contenu de la cavité auriculaire par le travail et par les diverses complications qu'il peut présenter.

DEUXIÈME PARTIE.

MODIFICATION DE L'ÉTAT FŒTAL PAR LE TRAVAIL ET PAR LES ACCIDENTS DE L'ACCOUCHEMENT.

A. *L'oreille moyenne fœtale à terme.*

L'oreille fœtale, avec tous ses caractères bien dessinés, son injection muqueuse, son magma gélatiniforme, ses replis prononcés et l'absence d'air, puisque la cavité est encore virtuelle : telle est l'oreille peu avant la naissance.

Les os ont plus de poids, et n'offrent plus ou à peine de noyaux cartilagineux.

Le rocher a plus de volume ; la fossette prémastoïdienne s'est excavée ; un gros bourrelet osseux lisse la sépare de la cavité auriculaire proprement dite, c'est le conduit de Fallope. L'apophyse mastoïde est toujours nulle ; à sa place, existe un tissu spongieux éminemment vasculaire dont les relations intimes avec les vaisseaux sous-cutanés et avec les sinus de la dure-mère sont fortement à noter.

Le cercle tympanal élargi est soudé par ses deux extrémités à l'écaille du temporal ; les tubercules d'origine du conduit auditif osseux sont indiqués ; le conduit auditif externe est toujours exclusivement membraneux en bas.

Tout annonce un âge plus avancé, une époque proche de la maturité. Dans la caisse tympanique, on peut apercevoir certaines légères modifications dans la constitution habituelle de la période fœtale.

Le magma pré-mastoïdien a moins de transparence ; il est moins volumineux.

Le tissu de la muqueuse est beaucoup moins cohérent, moins sec, plus mobile, plus membraneux ; la nature du contenu de la cavité est plus appréciable, moins incertaine, moins douteuse.

L'épithélium est souvent assez évident, et réuni en petites masses d'un gris jaunâtre, mollasses, ayant l'aspect du mucus concret : ces amas légers, pulpeux, opalescents sont entraînés en partie par le filet d'eau.

On rencontre assez souvent du liquide dans la caisse du nouveau-né : d'où vient-il ? Je pense qu'il a un rapport étroit avec les accidents du part ; nous en reparlerons.

J'ai évité à dessein dans ce tableau sommaire d'énoncer les modifications suivantes, résultat de l'accouchement.

B. *Etat fœtal de l'oreille moyenne modifié par le part.*

Pour marcher méthodiquement du simple au composé, nous ne considérerons ici que l'état de la caisse auriculaire du nouveau-né qui n'a pas respiré. Au moyen de cette analyse graduée, nous marcherons plus clairement vers notre but.

Les changements exclusivement dus aux mouvements respiratoires seront en effet, mieux compris ; ils apparaîtront d'autant plus nets, dégagés qu'ils seront par une première étude de ceux qui reconnaissent une autre cause.

Nous nous servirons pour cette étude ainsi limitée, de cadavres d'enfants morts pendant le part, dans le sein de la mère, avant la délivrance : et, nous allons voir combien le genre de mort influe sur les lésions trouvées dans l'oreille.

En effet, il ressort de l'examen des pièces de la collection, dont j'ai fait dessiner quelques-unes à l'état frais, et dont les planches tirées en chromo-lithographie ornent ce travail, que d'après l'aspect de la cavité tympanique, on peut connaître si l'accouchement a été rapide ou lent ; si la mort remonte à une date éloignée, et proche du début du travail ; ou au contraire, si elle a eu lieu au passage, et si elle résulte des efforts prolongés d'une expulsion difficile.

Au reste, voici, comme exemple, la description succincte de l'oreille d'un nouveau-né à terme, mort au passage, et qui a été extrait avec le forceps sans avoir respiré.

Obs. 2 du cahier des autopsies, 4 mars 1874. — *Enfant nouveau-né, à terme; mort pendant le travail; n'a pas respiré.*

L'accouchement très-lent dans la période d'expulsion a été terminé par l'application du forceps : l'enfant extrait était en état de *cyanose noire*.

La tête et la face sont violacées ; les chairs fermes : pas de bosse sanguine.

Ossification avancée ; peu d'élasticité du crâne qui a conservé sa rondeur. Tissus sous-cutanés gorgés de sang noir.

La cavité auriculaire ouverte par sa paroi crânienne apparaît complétement remplie d'un magma presque liquide, coulant, rouge foncé, violet noir par place, et trouble.

L'aspect demi-solide gélatiniforme a disparu, même au niveau de la fossette pré-mastoïdienne, où il est cependant si persistant ; pas une bulle d'air (la cloison tympanique percée sous l'eau avant toute lésion n'a laissé rien sortir).

Le liquide s'écoule ; on voit alors la membrane qui tapisse les parois, et les parois elles-mêmes teintées de noir, par des taches épaisses ecchymotiques adhérentes qui résistent au grattage et au lavage.

La teinte générale de la pièce, os et tissus, en

dehors et en dedans, est une couleur vineuse. Les coupes de la muqueuse épaissie montrent que son tissu même est infiltré de sang asphyxique.

Le liquide est presque entièrement composé de globules sanguins, gonflés, altérés, sortis par rupture des vaisseaux et épanchés dans la cavité.

A part cet aspect hémorrhagique, et la diffluence du contenu, l'oreille a encore tout son aspect fœtal : la membrane muqueuse ainsi infiltrée, déchirée, a un caractère franchement caractéristique de l'asphyxie intra-utérine à laquelle a succombé l'enfant.

Ai-je besoin d'ajouter, après cette description, qu'on pourra rencontrer une foule de degrés dans ces désordres ; et que des nuances insensibles conduisent de l'état simple aux aspects anormaux que je viens de décrire.

Dans une note de son excellent livre, de Trœltshz (page 179) nous apprend que, dans plusieurs autopsies d'enfants morts pendant l'accouchement ou peu de temps avant, le bourrelet qui remplissait la caisse avait déjà commencé à diminuer avant la naissance et que souvent on y trouvait de grandes masses d'épithélium en voie de dégénérescence graisseuse.

En effet, c'est presque exclusivement, comme nous l'avons dit précédemment, dans les oreilles d'enfants à terme que j'ai rencontré les amas grisâtres muqueux, mobiles, pulpeux que de Trœltshz signale dans cette note.

Dans l'accouchement difficile, et en particulier dans les cas analogues à celui que j'ai décrit plus haut, cet amas de cellules graisseuses se dissocie, et se liquéfie dans le liquide séro-sanguinolent épanché, lui donnant une apparence de bouillon gras.

Voici un autre exemple de cette modification très-accusée du contenu de la caisse par l'asphyxie pendant le travail.

Dans ce fait comme dans le précédent, les poumons avaient conservé leur constitution si caractéristique de la non-respiration. Leur volume, leur coloration, l'épreuve docimasique, leur section, etc., indiquaient surabondamment que l'enfant n'avait pas respiré, ce que les renseignements donnés par l'élève assistant à l'accouchement avaient du reste appris déjà.

OBS. 5 DU CAHIER D'AUTOPSIE, LE 11 MARS 1874. — *Nouveau-né mort au passage: n'a pas respiré: est à terme ; cyanose noire.*

L'oreille offre le développement habituel à cet âge. Au premier aspect, la pièce paraît noirâtre tant les os sont gorgés de sang noir; les tissus spongieux et les lames de l'écaille du temporal en sont infiltrées, et les sinus en sont pleins. Sous le périoste des plaques bleuâtres apparaissent; ce sont des hémorrhagies formant des foyers plus ou moins étendus, par ilots, soit sous la dure-mère, soit sous le périoste.

L'écaille osseuse fine qui constitue la paroi supérieure ou crânienne de la caisse du tympan l'indique nettement par une coloration vineuse foncée très-apparente.

Le ciseau fait sauter cette lamelle osseuse délicate : la caisse est ouverte. Aussitôt il s'écoule un liquide séro-sanguinolent brunâtre que l'on avait pu voir circuler derrière la cloison tympanique avant la coupe.

La cavité est remplie de ce liquide, louche par place, que l'on peut faire balloter des cellules mastoïdiennes à l'orifice de la trompe.

Ce produit non visqueux, évidemment hémorrhagique, est mêlé de points opaques blanchâtres, grisâtres, qui surnagent en partie : ce sont des grumeaux de mucus et d'épithélium.

Au fond de la caisse le liquide est louche, jaune

sale, et plus mélangé de produits opaques qui sont entraînés avec le liquide quand on renverse la pièce.

La membrane qui tapisse les parois de cette caisse est encore très-épaisse, adhérente, et assez solide pour fournir des lambeaux ; elle est noirâtre, ecchymotique ; des plaques de sang infiltrent son tissu et celui des os spongieux sous-jacents : un lavage à grande eau n'enlève rien.

En certains endroits, la muqueuse semble complétement couverte d'un large caillot noir, adhérent ; mais on s'aperçoit facilement que c'est la muqueuse elle-même infiltrée de sang et gorgée d'un liquide rouge qui s'écoule à la coupe ; le tout montre une injection énorme des vaisseaux, d'un rouge violet, lesquels se sont rompus par place, laissant s'écouler la sérosité et le sang asphyxique.

Rupture du tissu, puis hémorrhagie intra-tympanique : exsudation de la sérosité et infiltration de la membrane : telles sont ici les conséquences de l'asphyxie causée par l'acte de l'accouchement.

L'aspect général de la membrane muqueuse est partout le même ; les plis, les gaînes, les brides, sont analogues à celle de l'état fœtal, à la coloration près, qui est vineuse partout.

Le tympan est net.

L'étrier disparait sous une couche épaisse et rouge, comme fongueuse, de tissu muqueux, épaissi, qui remplit la fossette ovale.

Le repli de la corde du tympan, gorgé de sang et fortement accusé, se dessine nettement à travers la cloison tympanique, rappelant exactement des aspects souvent étudiés dans les investigations cliniques (inspection du tympan).

A la face externe de celui-ci, un gros trait rouge indique la grosse veine qui longe le manche du marteau. A la face interne, quelques rayons vasculaires auprès du cadre ; mais, conservation de la transparence et de toutes les qualités (mobilité et élasticité, et tension) indispensables au fonctionnement régulier de la cloison.

Le liquide intra-tympanique, examiné au microscope, a montré presque exclusivement des globules sanguins et des plaques épithéliales.

En résumé dans ces oreilles, comme dans toutes celles que j'ai vues chez des enfants morts avant d'avoir respiré, on trouve la caisse remplie, la muqueuse épaissie et développée d'une façon caractéristique.

La vascularisation exagérée et l'aspect hémorrhagique et la liquéfaction du contenu des caisses sont les caractères de l'asphyxie au passage.

L'absence d'air accuse la mort avant la respiration.

Je ne sache pas qu'aucun auteur ait mentionné ces altérations curieuses, dont l'importance au point de vue médico-légal, n'échappera à personne.

Au chapitre qui traitera des modifications de l'oreille fœtale *par l'insufflation* on trouvera de nouvelles explications de l'origine du liquide intra-auriculaire.

La mort par asphyxie, au passage de la tête dans les parties maternelles, laisse donc dans les oreilles du nouveau-né des traces indélébiles.

Il s'en suit qu'à l'examen des cavités on peut reconnaître la préexistence de deux phénomènes importants : 1° Que l'enfant n'a pas respiré, puisqu'il possède l'aspect caractéristique de l'état fœtal; 2° Que l'enfant est mort asphyxié au passage, c'est-à-dire qu'il est venu en état de cyanose noire, et qu'il n'a pu être ramené à la vie.

Quand la mort a précédé le part nous avons vu, par les autopsies, le n° 9, entre autres, qu'il est facile de constater la présence de l'état fœtal. Quand au contraire, c'est pendant le travail de l'accouchement que la mort a lieu, deux cas sont possibles :

A. Ou bien, c'est pendant l'expulsion lente de l'enfant que cela arrive, et alors souvent il présentera sur le vertex les traces de la bosse sanguine, soit les décollements avec infiltration sanguine qui se produisent dans le cas de travail pénible et prolongé sur un produit vivant : de plus la mort aura lieu par asphyxie et l'aspect caractérisque de la cyanose noire ne laisse aucun doute sur la cause de la mort.

L'oreille, comme on l'a vu précédemment, peut garder longtemps les traces de ce travail congestif, hémorrhagique, traces qui serviront à dénoncer l'asphyxie.

B. Un autre cas se présente : l'enfant, à terme, naît mort, en état dit de *cyanose pâle*. La mort remonte à une époque plus ou moins éloignée de l'expulsion finale ; nous allons voir, par l'exposé de l'autopsie suivante, que l'oreille en ce cas aussi garde encore les caractères précieux de la non-respiration et de l'état fœtal, modifiés toutefois par le travail de l'accouchement et par le genre de mort du fœtus.

Obs. 10 du cahier des autopsies, mai 1874. — *Enfant à terme, mort-né ; n'a pas respiré ; absence de bosse sanguine ; pâleur mate générale du corps. — Cyanose pâle.*

Malgré la pâleur anémique générale des tissus et des os de cet enfant bien conformé du reste, les cavités auriculaires contiennent le magma gélatiniforme et l'aspect fœtal caractéristique, indiscutable.

Certes le magma est opalescent, à peine traversé par un seul vaisseau peu visible : il y a absence d'ecchymose ; le contenu est couleur de gomme, et de consistance de pâte.

Ce magma opalescent, vitreux est solide ; il ne cède rien au lavage ; il englobe les osselets, les enchassé; il remplit les anfractuosités de la caisse; aucun liquide épanché. La membrane muqueuse pâle, presque transparente est cependant encore épaisse, tomenteuse; elle est vascularisée, mais non gorgée de sang, et plutôt infiltrée de sérosité, qui s'écoule pâle à la coupe.

Ainsi, le tableau est complet, à la pâleur près; c'est bien l'oreille du nouveau-né qui n'a pas respiré; elle a gardé la disposition anatomique fœtale type.

Le mouvement vital, origine unique des changements organiques qui succèdent à la naissance n'a pas eu lieu; rien n'a bougé.

C. — *Etat de l'oreille moyenne de l'enfant insufflé. — Modifications des états précédents par l'insufflation.*

Un enfant naît en état de mort apparente; aussitôt le médecin se met en devoir de pratiquer la respiration artificielle et l'insufflation.

Dans cette opération, l'air distendant le pharynx, a fini par pénétrer à travers la trompe d'Eustache dans l'oreille moyenne : c'est un cas fréquent ainsi que le montrent les autopsies.

Y a-t-il possibilité de confondre cette oreille pleine d'air insufflé avec celle d'un enfant qui a vagi et bien respiré? Telle est la question médicolégale qui se pose immédiatement.

Soit que l'enfant ait fait des efforts incomplets de respiration sans pousser un cri, soit que la naissance le trouve en état de cyanose noire ou de cyanose pâle, les oreilles offriront, nous le savons, des caractères généraux et particuliers tranchés; les premiers, signes de la période fœtale; les seconds, marques du genre de mort, du mode d'asphyxie.

Quel changement à ces tableaux connus, et dessinés précédemment, va causer l'accès de l'air insufflé?

Ces bulles d'air lancées mécaniquement par les

trompes arrivent dans les caisses mêlées à du liquide qui a pénétré dans le pharynx dans les premiers mouvements de déglutition, ou bien qui a coulé dans l'orifice buccal entr'ouvert de l'enfant mort dans le sein de la mère.

Ce liquide battu avec l'air qu'on insuffle peut franchir les trompes avec lui ; c'est encore là une des sources possibles de ce liquide qu'on a déjà vu mêlé au sang de la caisse dans les autopsies précédentes.

Cependant, il est remarquable qu'on trouve rarement une quantité d'air égale des deux côtés, et qu'il est plus habituel de ne trouver quelques grosses bulles d'air nageant dans le liquide séro-sanguinolent de la cavité du tympan que dans une seule oreille.

C'est presque une exception de rencontrer de l'air insufflé à la fois des deux côtés ; au moins, est-ce là ce que j'ai vu sur les pièces que j'ai pu me procurer.

Mais il y a une différence énorme entre cet air qui a forcé la porte, et celui qui est venu, appelé lentement par le vide de la caisse, à mesure du retrait opéré dans son contenu sous l'influence énergique et active des mouvements de la respiration. L'appel puissant qui vide la caisse de son contenu vasculaire, qui réduit à rien les proportions excessives de la muqueuse et de ses vaisseaux n'a point eu lieu : l'insufflation a bien pu donner accès à l'air du dehors, mais elle n'a pu modifier la circulation locale, la dériver vers les poumons, dégorger les tissus, faire le vide, et créer la cavité tympanique, virtuelle jusque-là.

Ce sont là actes vitaux, mouvements circulatoires d'origine spéciale, exclusivement soumis au fonctionnement de la respiration, et un phénomène passif ne peut en tenir lieu. Aussi, si la caisse contient de l'air, sera-t-on peu étonné qu'elle ait gardé intacts tous les caractères fœtaux signalés et tranchés, auxquels se joignent les légères modifications dues au genre de mort du fœtus. Il n'y a de nouveau au tableau que la présence de l'air et d'un peu de liquide. L'aspect spécial à la cyanose noire par exemple, cet aspect vineux, hémorrhagique de la muqueuse est resté tel; fet ainsi du reste.

Un mouvement vital seul peut mobiliser tout ce sang et le transporter au loin dans le torrent circulatoire : c'est l'ampliation pulmonaire qui le cause; un fait passif ne saurait accomplir ce travail, ce reflux de circulation où la vie apparait.

Voici un exemple de cet ordre : l'autopsie avait permis de diagnostiquer que l'enfant né en état de mort apparente avait été insufflé sans succès; et qu'il n'avait pas respiré.

Les renseignements donnés par l'interne de garde ont concordé parfaitement avec ce jugement à priori, déduction tirée de l'examen cadavérique.

Obs. 6 du cahier des autopsies, 5 mai 1874. (Mort le 3). — *Nouveau-né, — pas de bosse sanguine, — n'a pas respiré, ni crié, — insufflations répétées sans succès, — type de l'oreille fœtale; bulles d'air dans la caisse.*

Le crâne n'offre pas de décollement, ni d'ecchymose. — Le cadavre est bien conservé; poumons fœtaux, vus par l'élève qui a pratiqué l'insufflation. (Je n'ai eu ce document que postérieurement à l'examen de la tête qui m'a été apportée détachée du corps.)

Voici ce que donne l'examen des deux oreilles.

Grosses bulles d'air visibles à travers le tympan transparent, et qui clapotent dans un peu de liquide.

Les os sont très vascularisés, mais non ecchymotiques à l'extérieur. La caisse ouverte offre un contraste frappant : muqueuse tomenteuse, rose vif très-vasculaire ; magma gélatiniforme remplissant les intervalles des deux parois et des osselets. Couche épaisse et molle infiltrée et en gelée par place, sur le promontoire, sur la voûte, et dans la fossette pré-mastoïdienne ; vaisseaux abondants autour de la tête du marteau et de l'enclume, et dans la fossette ovale, où l'étrier disparait sous un gros capuchon de muqueuse rose vif.

Pas de liquide à proprement parler, sérosité fine peu colorée qui s'écoule quand on arrache des lambeaux épais et gélatiniformes de la muqueuse. Les replis sont gros et larges ; ils offrent de belles arborisations sans ecchymose ni hémorrhagie, la mort ayant probablement eu lieu au début du travail, ainsi que l'indique l'apparence extérieure.

Dans les points où le contenu est le plus tremblotant, œdémateux, le lavage ne détache rien.

D. — *Etat fœtal modifié par la mutilation du fœtus vivant : perforation du crâne et céphalotripsie.*

On conçoit l'intérêt qui s'attache à la connaissance des changements opérés sur l'état de l'oreille du fœtus, en dehors de la respiration, par le fait de blessures, qu'elles soient dues à des opérations devenues nécessaires pour terminer un accouchement, ou qu'elles reconnaissent pour but l'infanticide.

C'est à ce titre que l'observation suivante doit être lue et méditée.

Obs. 22, du cahier des autopsies. — *Enfant mort-né, à terme : dystocie ; accouchement terminé par la perforation du crâne et par des applications alternatives de céphalotribe et de forceps.*

Les tractions opérées par les fers ont laissé des traces profondes et ecchymotiques étendues sur le côté gauche de la face, la joue et l'œil, paraissant indiquer une présentation inclinée du sommet, dans un rétrécissement probable du bassin.

Fœtus bien développé, à terme ; pâleur frappante des téguments : les tissus sont exsangues et décolorés.

Au niveau de la perforation crânienne, larges ecchymoses et décollements.

Fractures nombreuses des os du crâne : l'ossification y semble plus avancée qu'à l'ordinaire ; ni cartilages, ni intervalles membraneux étendus.

La cavité crânienne est en partie vidée : le cerveau a été extrait plus d'à moitié.

La cavité tympanique gauche a été ouverte par l'éclatement des os dans la Céphalotripsie ; son contenu s'est écoulé en grande partie.

La caisse est béante ; les osselets en disconnexion ; la paroi osseuse est exsangue ; la membrane muqueuse est peu visible ; ses plis sont minces, transparents, pâles.

La cavité est vide ou à peu près, quelques grains grisâtres nagent dans un peu de sérosité louche ; ailleurs les saillies et creux sont nettement appréciables ; et nul magma ne les dissimule : les signes de l'état fœtal ont complétement disparu.

Dans la fossette prémastoïdienne, on trouve comme vestige du magma gélatineux habituel une petite masse molle, opalescente, fort claire, adhérente, et d'une pâleur extrême. Au reste, c'est la teinte générale de l'oreille, comme de tous les tissus ; l'enfant a dû périr par hémorrhagie.

A droite, la caisse a été épargnée ; même apparence anémique ; les os, comme les parties molles, sont blancs, et presque secs.

Cependant de ce côté, le broiement ayant ménagé la caisse tympanique, il est possible de retrouver encore quelques-uns des caractères habituels de l'état fœtal ; mais tout cela est profondément altéré par la diminuation d'épaisseur, de vascularisation, de couleur, subie par la muqueuse qui tapisse actuellement les parois; la cavité n'est plus remplie de sa prolifération gélatiniforme caractéristique. Les replis plus évidents qu'à gauche sont maigres et peu accusés; il est juste d'avouer que les signes de la période fœtale ont cessé d'exister : l'âge de l'oreille est méconnaissable.

Cependant, il est vrai de dire qu'un œil exercé ne peut confondre encore cet aspect si profondément modifié avec celui qu'offre aux regards l'oreille d'un nouveau-né qui a respiré.

En effet, on retrouve des indices, qui ne sont point à négliger, tels que les vestiges atténués du magma prémastoïdien, et une sorte d'œdème de la muqueuse si pâlie, seule trace de son gonflement et de sa vascularisation antécédents : comme nous le verrons dans le chapitre prochain, ces apparences ont cessé complétement, quand la respiration a eu lieu et s'est accomplie régulièrement pendant un temps suffisamment prolongé.

Ici, les poumons sont vides d'air. L'enfant a été sacrifié dans le sein de la mère, dans une de ces opérations nécessitées par un rétrécissement infranchissable, et il a péri avant d'avoir respiré.

Dans la crâniotomie, l'hémorrhagie causée par la déchirure des vaisseaux sanguins encéphaliques, pendant l'extraction du cerveau, a produit cette apparence générale exsangue si frappante à première vue.

C'est à cette perte énorme de sang qu'on doit rapporter l'atrophie intra-auriculaire, la décongestion, la décoloration, l'émaciation de la muqueuse de l'oreille moyenne, et finalement la formation anticipée de la cavité tympanique, malgré l'absence de respiration.

Je ne crois pas utile d'insister sur les preuves de la vie du fœtus au moment de la crâniotomie; quelle meilleure preuve en donner que cette énorme hémorrhagie elle même ?

Voilà, si je ne me trompe, un fait clinique, suivi

d'autopsie, qui offre la plus grande importance par les applications qu'on peut en faire à l'étude médico-légale que j'ai entreprise. En effet l'infanticide par blessure du nouveau-né, aussitôt après la sortie de l'enfant, offre plus d'un *rapport* avec ce qui s'est passé dans la crâniotomie que j'ai tout à l'heure décrite. En semblable occurrence, le médecin légiste pourra être tenté de conclure que l'enfant avait respiré lors du crime, quand au contraire la lésion auriculaire sur laquelle s'appuie ce jugement, est une suite forcée de la blessure elle-même.

Une discussion sérieuse est devenue nécessaire pour dégager nettement, en pareil cas, la valeur du signe auriculaire dont il s'agit dans le cours de notre travail.

Applications médico-légales.—Nous avons exposé précédemment l'ensemble des changements opérés par l'asphyxie (cyanose noire, cyanose blanche) dans la disposition habituelle de l'oreille moyenne du fœtus.

La mort par asphyxie laisse constamment dans l'organe auditif, et des deux côtés, des traces indélébiles accusatrices du genre de mort. Il sera utile d'expérimenter sur des nouveau-nés de petits mammifères, tels que lapins et cobaies, et je me propose de le faire à l'occasion.

On comprend quel intérêt s'attache à l'adaptation de ces données à l'étude des cas d'infanticide par étranglement, ou par tout autre procédé d'étouffement du nouveau-né, car il ressort en somme de l'analyse des autopsies que l'oreille du nouveau-né trahit par des lésions évidentes la mort causée par asphyxie.

La question de savoir si le crime a frappé un enfant ayant respiré, ou non, est susceptible également d'être résolue, ou mieux, sa solution sera aidée indubitablement par l'inspection de la cavité auriculaire qui montrera à côté des infiltrations sanguines et des plaques ecchymotiques de la muqueuse tympanique, la présence ou l'absence des autres caractères de l'état fœtal.

Dans le cas où la mort a eu lieu par submersion, peut-être serait-il possible de trouver dans la cavité de l'oreille moyenne un peu du liquide dans lequel le sujet a été noyé ; on en conçoit sans peine la pénétration.

Je n'ai pas eu l'occasion de disséquer des pièces de cette sorte, et chacun comprend que l'expérimentation soit ici entourée de grandes difficultés. Le hasard seul peut fournir l'occasion désirable d'assister à la parturition d'une lapine ou d'une femelle de cobaie ; il faudrait aussitôt noyer dans un liquide coloré, en bleu clair par exemple, deux des nouveau-nés n'ayant pas respiré encore, puis deux autres qui auraient au contraire accompli les premières inspirations. De l'étude et de la comparaison des cas il pourrait à coup sûr sortir quelque chose de sérieux.

Aucune erreur possible, en face d'un liquide intra-tympanique coloré en bleu : la pénétration devient indiscutable. Or, celle-ci ne peut avoir lieu que par l'action de la déglutition (ou d'une forte pression intrà-pharyngée), elle indique donc nettement que l'enfant avait vie quand la submersion a été faite (1).

Dans la présomption d'infanticide, l'examen du contenu liquide de la caisse du nouveau-né devra donc être fait attentivement ; la nature de ce liquide devra être reconnue, car sa *présence* en pareil endroit du corps de l'enfant prouve la vie, et sa *qualité* sert à reconnaître la cause de mort.

Dans le cas d'infanticide par omission de ligature du cordon, volontaire ou non, soit par bles-

(1) L'auteur, opérant tantôt sur des lapins *adultes*, tantôt sur des cobaies, animaux dont la trompe d'Eustache est fermée constamment, ne s'ouvrant que lors des mouvements de déglutition, n'a pu réussir à introduire aucun liquide dans leurs cavités auriculaires, en les faisant périr par submersion.

sure visible ou cachée, capable de donner lieu à une hémorrhagie grave, le médecin expert a devant les yeux un tout autre tableau, comme on l'a dit au paragraphe précédent.

Nous avons vu comment une hémorrhagie abondante causée par la perforation du crâne et le broiement, la dilacération, et finalement par l'extraction de la masse cérébrale, a agi sur le contenu vasculaire des cavités auriculaires du fœtus, de jaçon à produire l'anémie complète des tissus.

L'état exsangue, le retrait et l'affaissement des tissus muqueux, leur pâleur et la vacuité des vaisseaux ont remplacé dès lors l'aspect si éminemment hyperhémique et hypertrophique de la membrane qui remplit l'oreille moyenne normalement. La cavité de virtuelle est devenue évidente ; tout est blanc; les os comme le reste ; les sinus sont vides.

On juge à cette vue des modifications causées par l'hémorrhagie chez le fœtus : *en définitive, l'aspect caractéristique de la période fœtale a disparu.*

L'hémorrhagie a amené la déplétion sanguine, le retrait vasculaire qui est d'habitude le résultat de la respiration.

On peut en conclure : 1° Que des signes très-importants de la mort par perte de sang persistent très-appréciables dans l'oreille du nouveau-né et peuvent dénoncer la cause de mort; 2° Que le médecin expert devra tenir compte de ce genre de mort dans l'appréciation de ce qu'il constatera comme indice de la respiration.

Expliquons-nous sur ce deuxième point.

C'est chose grave, car évidemment dans l'oreille du nouveau-né mort par hémorrhagie, le médecin ne pourra plus trouver la preuve que le sujet n'a pas vécu. (Il est convenu que nous faisons toujours abstraction des données docimasiques, et que nous les supposons douteuses ou nulles à dessein.)

Un cas de présomption d'infanticide étant donné, si le crime a été commis par une blessure qui a causé une perte sanguine mortelle, le médecin expert se trouvera à l'autopsie, en présence de signes concluant à la préexistence de la respiration, à la vie. La vacuité de la caisse, le retrait des tissus, la disparition de l'état anatomique type de l'époque fœtale, concourront à lui faire admettre que la respiration a eu lieu ; et cependant cela n'est pas. Comment éviter l'erreur ?

Au surplus, en face d'un cas semblable, on ne peut nier que l'enfant vivait au moment de la perpétration du crime : pour le médecin, le fait de l'hémorrhagie indique assez nettement et scientifiquement l'existence de la vie.

La conclusion est forcée, et l'expert devra annoncer, et il pourra le faire légitimement, que le nouveau-né est mort de sa blessure, et des suites de la perte de sang.

Aura-t-il besoin dès lors de prouver que l'enfant a respiré ? Et, s'il ne peut fournir cette preuve, sera-t-il impossible d'établir légalement l'infanticide ?

Disons tout de suite que si l'hémorrhagie constatée prouve la vie, elle ne démontre nullement la vie extra-utérine, la vie légale, celle dont la destruction s'appelle infanticide.

Nos auteurs classiques se tiennent sur ce sujet en une grande réserve : ils se citent les uns les autres sans oser conclure. La respiration est en somme le seul signe reconnu de l'existence de la vie chez le nouveau-né. Prouver qu'il a respiré, dit Casper, c'est démontrer qu'il a vécu.

Je ne sache point que jusqu'ici on ait cru pouvoir admettre en justice comme preuve suffisante de la vie du nouveau-né le fait d'une hémorrhagie due à l'attentat. Cependant ne serait-il pas rationnel de prendre en sérieuse considération, pour la solution de ce problème, la preuve fournie par l'altération si remarquable de l'oreille fœtale sous l'influence de la perte sanguine ? A supposer même que l'inspection des poumons indique qu'il n'y a pas eu respiration, la constatation d'une telle modification, cette anémie, cette transformation intra-tympanique, la disparition du magma gélatiniforme coïncidant avec les signes d'une énorme perte de sang chez le nouveau-né, tout cet ensemble de lésions tranchées ne peut-il point suffire à faire admettre la continuation des mouvements vitaux, au moment de la blessure et de l'infanticide?

Il est impossible de se refuser à croire que le sujet a vécu puisque les désordres observés sont un effet du courant vital et qu'ils prouvent surabondamment que les violences qui les ont amenés ont eu lieu *pendant que le sang circulait.*

Dans un cas analogue à celui que nous supposons ici, M. le Dr Bellot, expert dans une présomption d'infanticide, conclut que, bien que l'enfant n'eût pas respiré, il était né vivant (*Manuel de médecine légale*, p. 247).

Dans son rapport, M. le Dr Bellot ajoute :

« Le médecin légiste peut déclarer qu'il y a eu infanticide, *bien que l'enfant n'ait pas respiré*, lorsqu'il lui est démontré par la nature, le nombre et la gravité des désordres, qu'il y a eu action évidemment criminelle; et que, pour compléter cette première présomption, les ecchymoses et les épanchements sont, par leurs rapports et leurs caractères, incontestablement attribuables à la sortie du sang chassé par les mouvements circulatoires hors des vaisseaux coupés ou déchirés. »

Les auteurs du Manuel de médecine légale où je puise ces lignes ajoutent en terminant : *c'est donc alors dans les désordres [illegible] résultant des blessures ou violences faites à l'enfant qu'il faut aller chercher les preuves de la vie.*

On voit par là combien, en définitive, les altérations constatées dans les cavités [illegible] prennent de valeur en ce cas, car elles sont vitales par excellence : ce sont les effets du mouvement circulatoire.

Deux mille ans avant le fameux « Je pense, donc je suis » de Descartes, Héraclite avait dit : Je me meus, donc je suis.

La constatation de ces mouvements de la circulation capillaire, de ces déplacements du flux sanguin équivaut à une démonstration de la vie.

Dans l'autopsie qui a donné lieu à cette discussion, les lésions trouvées ont autorisé à conclure que l'enfant a été sacrifié et qu'il a été mutilé vivant dans le sein de sa mère, pour opérer sa délivrance.

Cependant les poumons avaient tous les caractères de la période fœtale : ce n'était encore qu'un fœtus.

Dans la recherche de l'infanticide, c'est du nouveau-né exclusivement qu'il s'agit. C'est l'établissement de la respiration qui est le fait capital de la naissance : d'où la question médico-légale : l'enfant a-t-il respiré ?

Quand il n'a pas respiré, c'est un mort-né. La vie extra-utérine c'est la respiration ; c'est l'accès de l'air dans les cellules pulmonaires et dans les cavités auriculaires. Ceci est spécial au nouveau-né ; la circulation, au contraire, existe avant comme après la naissance.

La respiration reste donc le meilleur signe de vie du nouveau-né ; au point de vue médico-légal et physiologique, elle caractérise une période de la vie, la vie dans l'air par opposition à la vie intra-utérine. La loi a fait une grande différence entre l'infanticide et le fœticide, et entre l'attentat sur un mort-né ou sur le nouveau-né en vie.

La constatation de la respiration est donc une chose de grande importance : or, la pénétration de l'air dans la cavité auriculaire suit de peu d'instants, ainsi que nous le verrons, l'établissement du jeu des poumons. Cet air intra-tympanique a désormais une signification sérieuse ; c'est proprement un nouveau signe de la respiration du nouveau-né que j'offre au médecin légiste.

Dans le cas actuel, l'erreur eût pu être préjudiciable, si les signes généraux de la perte sanguine et l'état fœtal évident des poumons n'avaient mis sur la voie.

Hâtons-nous d'ajouter que, pour le moment, le défaut de signes de respiration suffit habituellement à empêcher les poursuites, à cause de l'impossibilité de constater que l'enfant a eu vie. C'est au moins l'avis de M. le professeur Devergie, au dire des auteurs du Manuel de médecine légale. Peut-être au moyen de notre signe auriculaire sera-t-il possible d'aller plus loin, malgré l'absence des poumons, ou les données douteuses fournies par leur examen.

De plus, il était bon de montrer une cause d'erreur qui consisterait à prendre pour l'effet de la respiration la disparition de l'état fœtal, dont l'origine serait une hémorrhagie. Dans un cas d'infanticide par blessure ou par omission de la ligature du cordon, le médecin expert se gardera de répondre affirmativement à la question : l'enfant a-t-il respiré ? si, en l'absence des organes pulmonaires, et en présence de l'air dans les cavités auriculaires, il a trouvé les signes certains d'une perte de sang excessive.

D'un autre côté, la modification de l'oreille par le fait de l'hémorrhagie mortelle, sert à reconnaître la cause de mort en présence des poumons fœtaux.

Une des catégories de l'infanticide comprend *l'infanticide par omission* : dans ce cadre rentre la mort du nouveau-né par omission volontaire ou non de la ligature du cordon. L'hémorrhagie du cordon, qu'il ait été lié ou non, a été souvent incriminée : il est sûr qu'elle peut avoir lieu assez longtemps après la naissance ; mais qui ne sait que, dès que la respiration s'établit largement, franchement, régulièrement chez le nouveau-né, toute crainte d'écoulement de sang par le cordon sectionné doit être bannie. L'hémorrhagie est donc un phénomène secondaire, intimement lié à l'état de la fonction respiratoire : c'est en somme l'ampliation pulmonaire qui cause l'arrêt des battements du cordon et permet de le couper à sec à la naissance.

Quoi qu'il en soit, c'est là une cause reconnue de mort de l'enfant. Le médecin expert aura à démontrer que c'est l'hémorrhagie qui a tué, et que l'enfant a ou n'a pas respiré. On conçoit que l'examen des cavités de l'oreille moyenne montrant la vacuité de la caisse, l'état exsangue des parois et des os, le diagnostic de mort du fait de la perte sanguine devient plus clair et mieux assis.

On peut ajouter que l'examen des poumons sera indispensable en un pareil cas ; il sera en effet important, vu les notions de physiologie reçues relativement au rapport étroit qui existe entre la respiration et l'arrêt de la circulation ombilicale, de s'assurer si les poumons dilatés ont respiré, et si la fonction respiratoire était complétement établie.

La constatation d'un état fœtal des poumons complet ou presque total ne pourrait permettre de croire à une action criminelle ; cet état anatomique persistant expliquera suffisamment la mort à lui seul, l'hémorrhagie étant une suite de la difficulté de la respiration chez le nouveau-né. On comprend ainsi que toute affection qui aura pour effet de gêner le libre jeu des organes respiratoires, sera susceptible de provoquer l'hémorrhagie ombilicale, en cas de ligature oubliée ou négligée à dessein, telles sont surtout les convulsions si fréquentes à cette époque de la vie. — L'expert aura donc à rechercher, à apprécier, dans l'espèce, les causes de l'arrêt ou de la gêne de la respiration qu'elles soient accidentelles ou criminelles.

TROISIÈME PARTIE.

A. — *Modification de l'état fœtal par la respiration.*

B. — *Tansformation complète de l'oreille moyenne de l'enfant qui a respiré.*

C. — *Sa valeur comme signe de la respiration du nouveau-né.*

L'enfant naît en bon état de viabilité; l'accouchement n'a présenté aucune complication ; rien n'est venu troubler l'évolution naturelle. L'enfant crie, gesticule.

« L'air », milieu nouveau dans lequel commence pour lui une autre phase de l'existence, lui fouette le visage, et le colore bientôt : il pénètre pleinement dans les poumons : c'est la vie. Au point de vue social, c'est un nouveau membre de la communauté qui y fait son entrée : déjà la loi le protége, à défaut du dévouement des siens.

Si le fœticide échappe à l'œil vigilant de la justice, il ne peut plus en être de même de l'infanticide : le nouveau-né a une valeur sociale. De plus, dès lors, le corpus delicti est difficile à supprimer ; et les recherches suffisantes doivent amener la découverte du cadavre tôt ou tard, quel que soit le moyen employé pour le détruire.

L'examen du cadavre du nouveau-né qui a respiré permet d'affirmer que l'enfant a vécu ; nous allons voir que, même en l'absence des poumons, d'après l'inspection des cavités de l'oreille, par le fait de leur transformation caractéristique, le diagnostic de la vie du nouveau-né est encore possible.

En effet, si l'enfant bien portant est né viable, s'il a bien respiré, l'air a dû pénétrer dans les caisses tympaniques et leur état fœtal a disparu, ou il a été modifié profondément.

Dès les premières inspirations, le thorax se bombe, et ses mouvements rythmés sont le signe de la vie. La température du corps, légèrement abaissée dans les premières heures de l'existence, se relève et atteint son chiffre normal ; les premières succions ont lieu...

En même temps, de grands changements s'observent dans la circulation fœtale. Dès que la respiration fonctionne, la colonne sanguine prend une nouvelle direction ; la circulation placentaire est interrompue et le sang arrive de toutes parts aux poumons. En quelques jours, l'influence du milieu aérien, où baigne le nouveau-né, devient partout évidente, et en peu de temps, toutes les traces des dispositions anatomiques spéciales à la période intra-utérine, à la respiration placentaire auront disparu. Au surplus, l'appel de la circulation pulmonaire est tel que l'oblitération des ouvertures fœtales, n'eût-elle point lieu d'une façon entière, il n'en résulte pas d'inconvénient appréciable, si l'arrêt de développement ne dépasse pas certaines limites ; et, l'on a vu, le quinzième jour et même encore plus tard, le trou de Botal persister sans complication. (Cazeaux : *Traité des accouchements*.)

Les premières ampliations thoraciques ouvrent une large voie au courant sanguin. Le cœur droit se trouve rapidement vidé, et ainsi, de proche en proche, tout le système veineux de la tête et des membres. Ainsi sera rendue impossible toute hémorrhagie par le cordon ombilical, par le seul fait de la respiration.

La tension sanguine baisse à ce moment : tous les tissus se dégorgent ; les vaisseaux se rétractent sous l'influence du vide pulmonaire, que viennent à la fois combler l'air extérieur et le sang veineux de la grande circulation.

C'est par l'action de cet appel énergique que la cavité de l'oreille fœtale, si vasculaire, et remplie d'un contenu homogène, comme œdémateux tant il est gorgé de liquide, se trouve métamorphosée complètement, rapidement, et radicalement. L'air envahit la caisse, et le magma gélatiniforme disparaît. La cavité de l'oreille moyenne, virtuelle jusque-là, apparaît telle qu'elle est chez l'adulte, telle que la fonction de l'audition l'exige.

Combien de temps faut-il pour qu'un pareil déplacement s'opère? Combien de respirations sont nécessaires pour réduire la muqueuse tympanique? Combien de déglutitions pour que l'air arrive dans les caisses?

La fonction auditive est en ce moment de date aussi récente que la respiration. La pénétration de l'air dans l'oreille est un effet secondaire de la respiration; et, elle est aussi indispensable à l'audition que la première l'est à la vie. Le mouvement producteur de ces changements est rapide; il est en rapport avec l'énergie de l'afflux qui se porte aux poumons. C'est moins ici affaire de temps que de vigueur dans les efforts thoraciques et dans le travail respiratoire.

Le vide de la caisse est effectué en quelques moments, si la respiration ample et bien rythmée ouvre largement la voie au courant circulatoire Tout au contraire, si, par une cause quelconque, les phénomènes modificateurs nouveaux ne peuvent librement se produire, leur action amoindrie devient insuffisante; la surface pulmonaire perméable se trouve diminuée et la dérivation est par suite moins active; aussi ne doit-on pas s'étonner que le retentissement sur la circulation générale et sur les cavités auriculaires soit fortement atténué, et que la nouvelle fonction, si difficilement mise en activité, reste impuissante à produire une transformation radicale et surtout rapide.

Les autopsies, dont la description suit, mettent

en lumière les diverses phases de cette période de transition, où la vie fœtale disparaît devant l'énergie d'une vie nouvelle. Elles indiquent les divers degrés de cette évolution dans ses rapports avec le fonctionnement plus ou moins complet de la respiration.

Ces tableaux d'après nature montrent comment le changement remarquable qui suit, à l'oreille moyenne, l'établissement de la respiration, s'exécute avec plus ou moins de lenteur suivant que l'air envahit plus ou moins facilement les vésicules pulmonaires.

Dans les chapitres précédents, on a vu pièces en main, pour ainsi dire, que, si la respiration fait défaut, tout ce travail nouveau manque; et que la métamorphose auriculaire avorte complétement. (Etat fœtal, mort pendant le part, etc.)

J'ai pensé que la description détaillée de faits où l'influence de la vie aérienne se manifestait graduellement, inégalement, suivant la durée et l'intensité de la lutte, permettrait au lecteur de juger plus mûrement de la valeur du signe, et d'apprécier en plus parfaite connaissance de cause les conditions du problème, et les difficultés de sa solution.

Dans le fait suivant, il s'agit d'un fœtus de sept mois qui a vécu une journée à peine. A l'autopsie, on trouve que les cavités tympaniques contiennent de l'air, mais de plus elles offrent en même temps, d'un côté, les vestiges de la disposition fœtale, indice sûr de la viabilité douteuse de l'enfant et du peu d'énergie de sa respiration, et du côté opposé, le vide complet, c'est-à-dire l'air avec disparition totale de tous les caractères de l'époque fœtale.

Observation V, (*cahier des autopsies*).

Fœtus de sept mois; il a vécu à peine un jour. Les poumons ne sont pas examinés. (L'élève de garde fournit ces renseignements.)

L'enfant, après avoir jeté quelques cris, s'est peu à peu affaissé; la respiration est devenue fréquente; la cyanose, l'asphyxie et le refroidissement ont précédé la mort de quelques heures.

Les signes généraux de l'asphyxie existent sur la face et dans les tissus.

Les sutures sont larges; les catilages du Rocher très développés; le tissu osseux n'a qu'une lame dans l'écaille du temporal. — Voici l'oreille droite : on enlève la paroi crânienne de la cavité tympanique, mince comme une coquille d'œuf. La fossette prémastoïdienne est encore comblée par un amas translucide, grisâtre, adhérent, un peu rosé en dessus, rouge brun sur le tissu spongieux auquel il adhère; c'est une grande partie de magma gélatiniforme fœtal qui a persisté.

Ce mucilage brunâtre dans le fond de la caisse, autour [des osselets, se liquéfie auprès de la paroi inférieure. La muqueuse est partout épaisse, assez injectée et ecchymotique par places.

L'air a pénétré, et on le voit mousser dans le liquide roussâtre de l'oreille à travers la membrane du tympan. Celle-ci est intacte, lisse, claire, transparente. En somme ici, auprès de la paroi supérieure ou crânienne, les caractères spéciaux de l'époque fœtale ont été peu modifiés par les effets d'une respiration insuffisante.

L'oreille gauche est fort différente; partout l'air a circulé; le magma a disparu. La muqueuse de ce côté a conservé une teinte légèrement violacée, seule trace de l'asphyxie qui a tué le fœtus.

Cette inégalité même entre les deux oreilles, dans les degrés de disparition du magma auriculaire et dans son remplacement par l'air, indique très-nettement la faiblesse extrême des mouvements de la respiration qui a causé la mort, Ainsi dans ce cas, en un jour à peine d'une vie éphémère, les modifications dues à la vie extra-utérine étaient déjà en grande partie effectuées, malgré la faiblesse congénitale du nouveau-né. L'asphyxie a cependant retardé le dégorgement des caisses, bien que l'air ait partout pénétré : au total, aération limitée des poumons comme des cavités auriculaires, corrélation et subordination démontrées, évidentes, des deux phénomènes : telle est la conclusion à tirer de ce fait.

Autre cas.

Dans l'autopsie qui suit, l'enfant né avant terme, âgé de 8 mois à peine, vécut 3 jours pleins. Cependant les poumons, on le remarquera, ont peu respiré, partiellement et fort incomplétement : la concordance entre les phénomènes pulmonaires et auriculaires se retrouve encore dans son évidence : c'est une loi de développement.

Obs. VI. — De l'atlas iconographique spécial.

Fœtus, 8 mois à peine; a vécu 3 jours; poumons petits qui ne font point hernie au moment de la section du sternum et des côtes.

Coloration marbrée en avant sur les bords antérieurs, dont les fragments détachés surnagent et crépitent (docimasie); tout différemment, les sommets, les bords postérieurs et les bases noirâtres ne sont point aérés, et plongent au fond de l'eau, où ils restent. Les temporaux sont ceux du fœtus de 8 mois; cartilage dans les parties spongieuses, et au pourtour de l'écaille temporale. Le ton général est brunâtre, asphyxique.

La caisse mise à nu, on aperçoit le magma clair, translucide, violâtre, sous-jacent à la paroi osseuse que l'on vient d'enlever. Le creux prémastoïde est garni du magma adhérent, ferme, fixe, et bien limité à cette région. Partout ailleurs, en avant, au dehors, en bas, de l'air; rien autre chose, ni liquide, ni contenu d'aucune sorte. Le vide tympanique est évident à travers le tympan bien transparent. — La muqueuse est restée en quelques points rosée et épaisse, mais les osselets sont libres, bien dégagés, sans adhérence aucune ; les replis et brides sont bien peu saillants, et doivent être cherchés, tant les tissus sont ténus et minces. Les os, comme la muqueuse qui les recouvre, ont pris une teinte claire rosée, qui n'a aucun rapport avec l'aspect connu de l'oreille fœtale.

Ici, la durée de la vie a permis aux phénomènes circulatoires de se développer et d'atteindre à un degré que l'on n'a pas constaté dans l'observation précédente ; mais en définitive, les transformations auriculaires sont également incomplètes comme l'ont été aussi les mouvements de la respiration. Trois jours de respiration insuffisante n'ont point suffi pour amener le dégorgement total de la cavité tympanique.

Dans tous les cas où j'ai rencontré, à l'autopsie d'enfants nouveau-nés, même s'ils avaient vécu plusieurs jours, un ou plusieurs des caractères anatomiques de l'oreille fœtale, j'ai en même temps constaté que les poumons portaient les signes indiscutables d'une respiration irrégulière, incomplète et d'une asphyxie lente qui avait tué l'enfant.

La respiration et l'aération de la cavité tympanique sont des actes connexes ; ce sont des opérations subordonnées l'une à l'autre. Le milieu aérien est à la fois le milieu respiratoire et le véhicule du son ; et l'oreille, de même que le poumon, a besoin d'air pour fonctionnner. Chez le nouveau-né on risque peu de se tromper en jugeant de l'état des oreilles moyennes par l'inspection des poumons, et *vice versa*.

Nous avons vu, dans le paragraphe précédent, l'état fœtal complétement modifié et altéré par suite d'une hémorrhagie traumatique du nouveau-né ; il faudra se rappeler que ce cas peut se présenter à l'observation et ne point confondre les effets de la perte du sang avec ceux de la respiration bien accomplie. Nous avons suffisamment insisté antécédemment sur ce point. Il suffit de rappeler ici que l'action déplétive de la perte sanguine a été rapide, et la transformation auriculaire vraiment soudaine en ce cas, ce qui donne la mesure de la rapidité avec laquelle le phénomène normal doit être produit.

Voici la description de l'oreille d'un enfant à terme, mort subitement après avoir bien respiré pendant quelques heures. Par malheur, il ne m'a pas été possible de savoir au juste le chiffre exact des heures de la vie ; elle n'avait pas duré vingt-quatre heures, c'est tout ce que je puis dire.

Observation n° 3 du cahier des autopsie. — *Enfant nouveau-né à terme : bosse sanguine occipitale gauche très-accusée : mort dans les premières heures de la naissances.* (Pièces D et E de ma collect.)

Enfant bien conformé, bien développé ; figure pâle sans bouffissure, aspect normal ; pas de traces de forceps ; énorme bosse sanguine rougeâtre ecchymotique à la région occipitale gauche. Os du crâne bien ossifiés ; peu de cartilage ; périoste solide, légèrement soulevé et décollé au niveau de la bosse sanguine. Les os sont peu épais, cependant, et faciles à couper avec les ciseaux ; grande mobilité et flexibilité. Conduit auditif externe d'un millimètre et demi au plus d'ouverture ; cloison tympanique et paroi membraneuse du conduit accolées, unies par une couche interposée d'épiderme onctueux. Le tympan paraît plus concave.

A l'incision de la cloison tympanique, il s'écoule quelques gouttes d'un liquide séro-sanguinolent clair, teint, peu coloré.

La paroi supérieure, crânienne de la caisse tympanique s'enlève facilement, découvrant la trompe et la cavité pré-mastoïdienne.

Aussitôt la cavité de l'oreille moyenne apparaît, sèche, vide de liquide, vide de magma gélatiniforme ; ses parois sont rosées ; à peine si on y voit une muqueuse transparente, annoncée par de légères et fines arborisations atténuées ; au fond, à peine un peu de sérosité rougeâtre.

La cavité est étroite, elle paraît sèche anfractueuse ; les osselets sont isolés et nettement détachés. Les creux et les saillies des os formant parois sont analogues à ceux de l'adulte et diffèrent totalement de l'oreille moyenne fœtale.

Nulle part de coloration foncée, ecchymotique ou autre ; pas de réseaux rouges ; muqueuse à peine appréciable et peut-être assez difficile à démontrer ailleurs que sur les replis mésosselétiques, où cependant elle a pris déjà les apparences de minceur, de transparence et de finesse de la membrane de l'oreille de l'adulte. Tout est bien conformé, bien que la caisse soit resserrée.

En somme, la vascularisation des parois et le contenu gélatiniforme ont disparu : c'est la caractéristique de l'état fœtal qui manque ; et, de plus, l'air est là présent.

M. le professeur Béclard, qui voit la pièce fraîche, la comparant à plusieurs oreilles fœtales, trouve une différence complète et vraiment remarquable et tout à fait caractéristique de la respiration. Les poumons sont bien distendus, crépitants et spumeux à la coupe.

L'oreille gauche (côté de la bosse sanguine) est un peu plus injectée : on y trouve un peu de liquide séro-sanguinolent, lequel est aussi plus coloré ; il en est de même des parois et des os, comme de tous les tissus du voisinage. La présentation a certainement amené sur cette oreille gauche une partie de l'état fluxionnaire hémorrhagique qui se voit à la coupe des parties molles de ce côté du crâne.

L'aspect de ces cavités auriculaires vides et rosées est, on le voit, bien différent de celui des oreilles d'enfants morts avant terme, sans avoir respiré. Il est également éloigné de celui des enfants morts en état de cyanose.

On comprend facilement que plus on s'éloigne du moment de la naissance, plus on trouve la transformation complète.

L'oreille, pénétrée par l'air, prend en quelques heures toute l'apparence de l'oreille adulte. Je ne donnerai donc pas ici la description d'une caisse de cet aspect, c'est le moyen d'éviter les redites fastidieuses.

Dans l'exposé des autopsies qu'on vient de lire, j'ai eu pour but de montrer les rapports intimes qui lient étroitement la pénétration de l'air dans les caisses auriculaires et dans les cellules pulmonaires.

De plus, au point de vue de la médecine légale et de la question de l'infanticide, qui nous occupe spécialement, il était important de faire voir la rapidité avec laquelle l'air arrive à remplacer le contenu des caisses, et les causes capables d'empêcher ou seulement de retarder cette pénétration indispensable.

Comment s'opère le vide de la caisse? Par quel moyen disparait le contenu de cette cavité interosseuse?

L'air extérieur ne peut entrer que pour remplir le vide que cause peu à peu le retrait du tissu particulier dont l'oreille moyenne est remplie.

De Trœltsch parait admettre que le bourrelet muqueux disparait peu à peu, après la naissance, en partie par atrophie, en partie par desquamation. (*Loc. cit.*, p. 179, et *Wurzburger Verhandlungen*, vol. IX, n° 78, 1859.)

C'est ainsi, dit-il, que l'air peut y entrer. Ce n'est point tout à fait l'opinion de Huschke.

Cet anatomiste indique en effet que la caisse du tympan est, chez le nouveau-né, comme chez le fœtus, *remplie de mucus*, et que ce n'est qu'à la suite d'inspirations et de cris répétés que l'air atmosphérique y pénètre par la trompe d'Eustache et *chasse* peu à peu le mucus. (Anatomie de Sœmmering, 1844, p. 897, citation par de Trœltsch, p. 179 et suivantes.)

Si le lecteur se rappelle ce que nous avons dit dans la première partie de ce travail de la constitution et de la nature du magma gélatiniforme, il admettra difficilement les opinions précédentes. Pour nous, en effet, le travail accompli à ce moment de la vie, dans ce petit espace, est subordonné à l'énergie de la nouvelle circulation pulmonaire. Est-ce de l'atrophie dans toute l'acception du mot? La rapidité avec laquelle le fait se passe doit faire penser tout au moins à une atrophie spéciale.

Au surplus, le tissu éminemment vasculaire et comme œdémateux qui forme la masse gélatiniforme de l'oreille moyenne se prête parfaitement à une diminution rapide de volume par le seul effet du retrait vasculaire, de l'anémie locale qui accompagne l'installation de la respiration chez le nouveau-né. En tout cas, la tension vasculaire diminuant, l'amincissement de la muqueuse est rapide; et le dégorgement de la caisse, espace clos et irréductible, entraîne le séjour de l'air, amené par la déglutition (1).

Tel est, à notre avis, le mécanisme de l'aération des cavités tympaniques.

A l'état normal, il n'y a pas de mucus libre à la surface de la membrane qui tapisse l'oreille et la comble. La présence de bouchons muqueux m'a toujours paru, au contraire, s'opposer à l'entrée du

(1) Les premiers mouvements de déglutition ont donc une importance de premier ordre sur l'évolution de l'organe de l'ouïe. Les mouvements de succion que le nouveau-né bien vivant exécute presque aussitôt son entrée dans la vie doivent être excités et entretenus; c'est véritablement une fonction qu'ils servent, en permettant l'accès de l'air dans l'oreille. C'est une raison de donner tôt le sein; la succion et la déglutition se succédant, la pénétration de l'air est assurée.

fluide atmosphérique, même à une époque avancée de la vie de l'enfant. (8, 15 jours, et même plusieurs mois.)

Cause de retard ou d'arrêt de la circulation de l'air vers les oreilles du nouveau-né. — Nous avons suffisamment montré l'action des troubles de la respiration: qu'ils soient dus à une maladie des poumons, ou que l'asphyxie naisse secondairement. Certains états anatomo-pathologiques, fréquents dans la diathèse tuberculeuse surtout, s'opposent d'une façon sérieuse et souvent même totalement à la transformation aérienne de la caisse auditive : telle est l'otite catarrhale, ou le catarrhe de l'oreille des nouveau-nés, qu'une influence épidémique peut facilement transformer en otite purulente.

Voici, entr'autres, la description des oreilles d'un *nouveau-né de* 15 *jours*, cachectique, atrophique, lequel a présenté le premier degré d'un état catarrhal évident des caisses des deux côtés.

N° 132 DU CAHIER DES AUTOPSIES.
(Pièce X, 3e série, de ma collection.)

Le dessin à l'aquarelle de la pièce est annexé à la feuille d'autopsie.

Enfant, née le 9 mars 1876, âgée de 15 jours ; décédée salle sainte-Hélène à Beaujon. Poumons pleins d'air, offrant les signes d'une congestion asphyxique presque générale.

Les caisses ouvertes par la paroi supérieure crânienne montrent leur cavité, comblée entièrement par un bouchon grisâtre diffluent de mucus qui cache toute la surface. La pièce est ouverte et séparée en deux moitiés; l'écaille du temporal et le cadre tympanal d'un côté; la paroi labyrinthique et le rocher même de l'autre. Le paquet de mucus s'écoule en partie au lavage. La fossette pré-mastoïdienne excessivement accusée déjà se vide de son contenu grisâtre muqueux, glaireux; au-dessous la paroi est violacée, et saigne au moindre attouchement.

Le tympan se nettoie facilement; il est intact, à peine injecté à la circonférence. Les osselets sont couverts d'arborisations vasculaires; les tissus qui se dirigent vers la surface de Glaser sont rouge vif, très-épais, et couvrent en partie le manche du marteau. Le tissu osseux environnant est peu injecté.

Du côté de la paroi interne de la caisse, la muqueuse est rouge violet, cachée sous une couche peu adhérente de muco-pus grisâtre, mobile, que le filet d'eau déplace, balaie en partie, mais qu'il ne peut enlever totalement. En effet, une masse, la plus grande partie de ce bouchon muqueux grisâtre opaque, adhère à la muqueuse au niveau du promontoire, et de la fossette ovale. Là, cette membrane offre l'aspect d'une fongosité bourgeonnante qui englobe l'étrier, comble la fossette ovale et toute la région enfoncée qui est située entre le promontoire, la fenêtre ronde et le cana de Fallope.

Il est tout à fait impossible d'arracher le magma muqueux, véritable lambeau de muqueuse proliférée, terminé et coiffé par une couche de produits épithéliaux non détachés encore, et faisant corps avec la masse rouge fongueuse qui couvre l'étrier et son voisinage.

Ce bourgeonnement de la paroi interne de la cavité tympanique, cette prolifération localisée à une partie limitée de cette surface, sont d'autant plus remarquables, que le magma muqueux paraît en être totalement une expansion; c'est un produit intimement lié dans son évolution et dans son origine à la fongosité qui couvre la fenêtre ovale et son osselet. En effet avec la pince il est possible de former de cette masse un peu cohérente un paquet que je détache de la paroi et, de cette façon, on constate sa continuïté avec le bourgeon rouge de la muqueuse dont j'ai parlé tout à l'heure; c'est bien de cette région enfoncée, où se trouve l'étrier que la prolifération a eu son maximum d'intensité. Malgré une ressemblance superficielle, qu'il faut cependant indiquer au médecin, il y a loin de cet aspect, comme on le voit, à celui de l'oreille fœtale : nulle confusion n'est possible à qui veut examiner la chose de près.

Au point de vue médico-légal, l'existence de ces altérations catarrhales au moment de la naissance est fort importante à connaître. L'oreille de beaucoup de morts-nés offre déjà cet état spécial.

Cette lésion catarrhale s'accompagne d'un épaississement particulier de la muqueuse, et d'une prolifération celluleuse qui la durcit.

On peut également constater, en détachant les lambeaux de la surface osseuse, que celle-ci est ravinée, anfractueuse, inégale plus que d'ordinaire, ce qui indique évidemment une ostéite concomitante. (V. pl. F. Atlas iconographique spécial, et les pièces correspondantes.)

Voici, à l'appui de ce que j'avance, la description d'une autopsie, où l'on voit une oreille manifestement fœtale, celle d'un mort-né, offrir cependant toute l'apparence du catarrhe. Le contenu gélatiniforme est modifié, sans qu'on puisse saisir, à l'œil nu au moins, de sérieuses altérations de la muqueuse tympanique, dont ce contenu semble encore être une émanation, tout anormal qu'il est.

Observation 32 du cahier des autopsies. Pl. A de l'Atlas iconographique spécial (2 pièces annexées). (V. les planches tirées en chromo-lithographie, à la fin de ce travail.)

Nouveau-né mort-né. — Poumons fœtaux. — Cadavre apporté du matin.

Putréfaction avancée, ventre verdâtre, odeur putride. — Dissociation des os du crâne et du périoste.

Aucun renseignement sur les antécédents, ni sur l'accouchement.

Ossification très-avancée; tête volumineuse, comme hydrocéphale; face triangulaire, émaciée; pas de bosse sanguine. Pâleur mate générale.

Temporaux et rochers volumineux: ensemble caractéristique de l'enfant à terme. L'oreille ouverte a tout le cachet fœtal : l'air est absent; la caisse est pleine.

Le contenu de la caisse attire l'attention : il est fort différent de celui des morts-nés habituels. C'est un magma opaque, d'un blanc verdâtre, épais, adhérent; ne cédant rien au lavage; durcissant et blanchissant aussitôt trempé dans l'alcool pur; il cache complétement le bas-fond, les osselets et la cloison. La comparaison qui vient à l'esprit est celle du muco-pus verdâtre que l'on mouche dans le coryza à maturité. Dans la fossette pré-mastoïdienne, ce produit est fort différent; il a conservé sa transparence; il est rosé vif, tremblotant, et plus comparable au magma qui se constate en cette région.

Les deux oreilles offrent le même aspect.

Résumé et conclusions générales.

1° Chez le fœtus, l'oreille moyenne est remplie d'un magma gélatiniforme, et privée d'air (V. pl. I., fig. 1, 2, 3).

2° A la naissance, par le fait de la respiration, ce magma gélatiniforme disparaît; et, à sa place, l'air envahit la cavité tympanique, dès lors constituée.

3° Voici comment cette transformation s'opère : sous l'influence de la respiration et de la dérivation du sang vers le nouveau territoire vasculaire ouvert à la circulation, le contenu de la caisse tympanique se trouve résorbé. Cette muqueuse môliniforme, rougeâtre, épaisse, pâlit et s'amincit : c'était un corps ; ce n'est plus qu'une surface.

4° Le vide auriculaire est peu à peu rempli par l'air du dehors.

Les cris et les efforts de succion favorisent à la fois la respiration et l'aération des caisses.

5° Le temps nécessaire pour assurer l'établissement complet de ces deux fonctions est en rapport avec la vigueur de la fonction respiratoire.

6° Quand tout va bien, en quelques instants la transition a lieu ; elle dure rarement quelques heures. Au maximum, en 12 heures la transformation est faite et la vie assurée. (V. pl. VI).

Au contraire, si la respiration languit, si l'asphyxie lente ou rapide a lieu, l'aération des caisses est incomplète, souvent unilatérale seulement ; elle peut avorter. Dans ce cas, on trouve, à l'autopsie, un contenu intrà-tympanique composite, où l'état fœtal se trahit encore nettement malgré la présence certaine de l'air : c'est la combinaison analogue à ce qui s'observe sur les poumons asphyxiques.

7° Il est vrai de dire que l'aération des poumons et celle des oreilles marchent de pair, et sont deux opérations simultanées : la première commande la seconde ; et celle-ci donne bien la mesure de celle-là.

8° Quand l'examen des poumons est impossible, ou s'il donne des résultats douteux, le médecin-expert pourra trouver *dans l'inspection de l'oreille* les signes confirmatifs ou infirmatifs de la pénétration de l'air, et de la respiration de l'enfant.

9° De plus, cet examen de l'oreille moyenne du nouveau-né permettra de juger du genre de mort, de sa cause, soit par hémorrhagie, soit par asphyxie, etc., etc.; et aussi de l'époque à laquelle la mort a eu lieu, avant ou après l'accouchement, avant ou après les premières inspirations.

10° Dans l'évolution normale, il n'existe plus de différence, au bout de quelques heures, entre l'oreille du nouveau-né et celle de l'adulte, à ne considérer que l'état des cavités tympaniques. A part le magma isolé pré-mastoïdien, l'oreille intrà-uterine a disparu : la pénétration de l'air a tout changé.

11° *Constater un pareil état de la cavité de l'oreille moyenne du nouveau-né, c'est constater la respiration ; c'est posséder la preuve de la vie.*

12° La mort par hémorrhagie peut amener, par anémie, la production artificielle du vide auriculaire; il suffit d'énoncer cette cause d'erreur. (V pl. VII.)

13° Après l'insufflation du nouveau-né en état de mort apparente, on pourra trouver dans les caisses ou seulement dans l'une d'elles, du liquide séro-sanguinolent plus ou moins battu avec de l'air, sans que l'aspect fœtal ait totalement disparu. Le mécanisme de la pénétration de l'air étant ici tout à fait différent, les phénomènes circulatoires généraux et locaux n'ayant point marché de pair, on trouvera encore dans ce mélange ambigu une caractéristique de l'absence de respiration. (V. pl. V.)

14° Le catarrhe auriculaire se constate fréquemment à la naissance. (V. pl. VIII et IX.)

15° C'est un obstacle sérieux à l'établissement de la transformation aérienne de la caisse auditive.

16° Le catarrhe auriculaire fœtal s'oppose à l'entrée de l'air, parce qu'il amène l'hypertrophie et l'hyperplasie pathologique de la membrane muqueuse de la caisse, ce qui rend la réduction du processus intra-tympanique impossible.

17° Après la naissance, souvent, l'action de l'air transforme le catarrhe simple en *otite purulente des nouveau-nés*.

18° Il est impossible de confondre avec l'oreille moyenne fœtale les divers états pathologiques, que l'on peut du reste observer sur des enfants âgés même de plusieurs mois, sans que la présence d'une seule bulle d'air puisse être constatée dans les caisses malades. (V. pl. X et XI.)

19° Au point de vue médico-légal, de l'opposition tranchée que nous avons fait valoir précédemment entre l'apparence de l'oreille du fœtus et celle de l'enfant qui a respiré, nait logiquement un signe sérieux, incontestable de la respiration, de la vie du nouveau-né. Sa valeur ne peut être altérée par certaines causes d'erreur toujours susceptibles d'être reconnues (catarrhe, hémorrhagie).

20° Les autopsies ont constamment montré la corrélation intime qui existe entre la respiration et l'aération des caisses, et la concordance des effets de l'accès de l'air dans les poumons et dans les oreilles : en effet, toujours nous avons vu la pénétration de l'air, complète, incomplète ou nulle, à la fois dans les deux organes.

21° A la question : L'enfant a-t-il respiré ? Le médecin-expert pourra répondre d'une manière satisfaisante en contrôlant les données de la docimasie par les résultats de l'inspection des oreilles : tous deux indiquent s'il y a eu ou non respiration.

22° Dans les recherches tardives, opérées longtemps après l'époque du crime, ou de l'ensevelissement, les preuves docimasiques faisant défaut, on aura le droit de compter sur la *persistance du signe auriculaire de l'état fœtal.*

Grâce à la résistance de ce magma gélatiniforme aux causes de décomposition et de putréfaction, la justice connaitra encore la vérité, et l'absence de la vie aérienne sera susceptible d'être démontrée victorieusement : l'autorité de ce moyen de jugement me paraît ici incontestable.

23° En cas d'infanticide par hémorrhagie, le praticien devra faire la part de cette cause d'erreur, dans la disparition du contenu tympanique, et s'aider de l'épreuve docimasique surtout. Il n'oubliera pas que la vie chez le nouveau-né se différencie de celle du fœtus par la présence de l'air, et par la fonction respiratoire qui le fait pénétrer dans le milieu intérieur.

24° C'est par la paroi crânienne que l'on devra jeter le premier coup d'œil sur le contenu de la caisse; mais, avant de l'ouvrir, on devra, au préalable, ponctionner sous l'eau, la cloison tympanique, et constater s'il s'évade, par la section, quelques bulles d'air mêlées de sérosité sanguinolente.

Les temporaux extraits du crâne ne devront pas être lavés, ni placés dans une solution quelconque, mais seulement posés sur une couche de linge imbibé d'eau phéniquée; le tout placé dans un flacon bien fermé et cacheté, sera montré tel à qui de droit.

La description des pièces devra être minutieusement faite et mise en parallèle avec celle des poumons, s'il y a possibilité.

25° *Le signe auriculaire* n'a trait qu'à la respiration dont il est le résultat, et qu'il démontre; combiné aux signes tirés de l'inspection des poumons et des autres organes du nouveau-né, il forme un faisceau de preuves anatomiques solides, qui se contrôlent; et sa persistance lui assure une des premières places dans l'appréciation de la vie de l'enfant en médecine légale.

Conclusions générales

Des six questions auxquelles peuvent donner lieu les présomptions d'infanticide il en est jusqu'à trois que l'examen des cavités auriculaires de l'enfant nouveau-né peut servir à élucider, sinon à résoudre complétement.

A cette demande : *l'enfant est-il mort-né?* à cette

autre : l'enfant a-t-il vécu? à cette autre encore : est-il mort avant, pendant, après l'accouchement? l'inspection de l'oreille moyenne, à défaut d'autre source de diagnostic, pourra répondre; et, le plus souvent, d'une façon tellement claire et précise que nul doute ne saurait subsister.

Le mort-né n'offre-t-il pas l'oreille fœtale?

L'enfant qui a vécu n'a-t-il par de l'air dans les caisses, ne présente-t-il par la transformation caractéristique du magma gélatiniforme?

Enfin, les accidents du part, et les manœuvres même qui l'ont accompagné n'ont-ils pas imprimé à l'organe leur cachet reconnaissable, susceptible de dénoncer l'asphyxie ou l'hémorrhagie soit avant, soit après la naissance?

L'inspection de la cavité de l'oreille moyenne du nouveau-né est donc appelée à rendre des services de premier ordre, quand il s'agira de démontrer qu'il a respiré, qu'il a vécu.

J'ai essayé de le prouver par ce travail.

Il me reste à dire un mot de l'historique de la question.

HISTORIQUE.

Ainsi que je l'ai dit, au début de ce travail, j'ai été amené par l'étude des faits, et par l'examen des pièces normales et pathologiques à produire cette disquisition médico-légale, tandis que mon objectif était tout autre. Tout cela était nouveau pour moi et pour plusieurs, et rien dans la littérature médicale ne me faisait craindre que le sujet ne fût entièrement vierge.

Dès que les premiers chapitres parurent dans le journal hebdomadaire, la *Tribune Médicale*, une étude du professeur Blumenstock (de Cracovie), traduite à notre intention par notre excellent ami et confrère le docteur Danjoy nous fut remise; c'était un historique complet de la question, laquelle, depuis 1868, a été très-étudiée en Allemagne. C'est avec ces documents que j'ai pu constituer un historique qui fasse la part des mérites et des apports de chacun. Mon travail est le dernier en date; mais, c'est la première fois que l'on s'occupe d'une façon spéciale de la question, au point de vue exclusif de la médecine légale, et en France, c'est ma publication qui a fait renaître l'exégèse allemande; j'ai, du reste, trouvé la plus entière confirmation des conclusions par lesquelles j'ai clos mon étude.

Dès 1868, Wendt, physiologiste allemand, a fait paraître une suite de travaux sur l'anatomie de l'oreille du fœtus et du nouveau-né, où il indique l'application de ces notions nouvelles à la médecine légale; en 1873, il parut une nouvelle étude de cet auteur dans les Archives de Heilk. — Voici le résumé complet de ce travail où l'on trouve la confirmation de toutes les affirmations contenues dans le mien, avec les différences dues à l'originalité personnelle, et aux circonstances de l'observation et des autopsies; observations et autopsies qui ont d'ailleurs servi, dans les deux cas, de base aux recherches et aux idés neuves qu'elles ont fait naitre ; d'où l'analogie forcée des résultats.

L'état fœtal est décrit en détail, et la masse gélatiniforme qui remplit la caisse à cet âge est indiquée nettement et sa nature discutée avec soin.

Quelques observateurs avaient émis sur la nature du contenu auriculaire fœtal, des opinions spéciales déjà invoquées dans mon travail.

Wendt discute les opinions de Zaufal, de Wreden, de Rinecke, et surtout de Lœsitœck, de Hirsche, qui pensent que le contenu est un produit muqueux, qui dégénère facilement en muco-pus. En effet, ces auteurs ont été tous frappés de la fréquence relative du catarrhe auriculaire chez les enfants nouveau-nés : à tel point que tous répètent cette formule :

« Il est rare que l'on trouve, chez les jeunes enfants, une oreille dont la caisse ne présente pas les lésions du catarrhe : c'est l'état physiologique à cet âge: »

Wendt a étudié largement ces faits ; et il est arrivé à cette conviction, qui est la mienne aussi, que ce magma muco-purulent est pathologique, et que la masse gélatiniforme fœtale est tout autre chose.

Pour Wendt, la muqueuse gonflée, hypertrophiée, forme le contenu de l'oreille.

Wendt se rapproche aussi de l'opinion émise dans notre étude quand il s'agit d'expliquer la disparition de ce magma gélatineux.

Il nie qu'il y ait là un travail de régression : il veut que cette substance, dont il ne donne pas l'analyse microscopique, subisse ce qu'il appelle une transformation fibreuse, qui ne s'achève qu'après la naissance et en quelques jours.

Nous avons vu, au contraire, qu'à l'état sain, dans le cas de mort par hémorrhagie, l'oreille avait en quelques instants subi la métamorphose complète, l'anémie, l'amincissement, à l'exception de la portion pré-mastoïdienne du magma, lequel avait complétement disparu; et l'oreille moyenne avait perdu son cachet fœtal.

Le mécanisme de cette transformation de l'oreille du nouveau-né sur lequel nous avons à plusieurs reprises insisté, et que nous avons expliqué par une *anémie locale* causée par la dérivation du nouveau courant circulatoire, qui se dirige, à la naissance, et lors des premières inspirations, vers le thorax de l'enfant, ce mécanisme ne paraît pas être connu de l'auteur. Pour lui, il y a là simplement une action mécanique, et c'est le vide causé par l'ampliation thoracique qui permet l'aspiration de l'air ambiant et des liquides, si l'enfant est en contact avec eux. Wendt insiste avec raison sur la présence de ce liquide dans la caisse.

J'ai disséqué des oreilles de fœtus de veau, de tout âge, et j'ai très-fréquemment trouvé, en effet, un liquide jaune-verdâtre, celui de l'eau de l'amnios, très-évidemment, dans la caisse tympanique. Ces fœtus avaient été retirés du ventre de vaches tuées à l'abattoir; peut-être dans les convulsions de la mort, où sous l'influence de l'hémorrhagie qui l'accompagne, le vide auriculaire, ou mieux la déplétion a été accomplie, et l'eau de l'amnios a pénétré. Dans tous les cas, le liquide de cette cavité, coloré très-franchement par le méconium, et la biliverdine se reconnaissaient sans effort dans la cavité vidée de son magma gélatiniforme ; à ce propos, je rappellerai ce que j'ai dit dans l'autopsie de cet enfant extrait après la perforation du crâne et avec le céphalotribe : la mort de ces fœtus de veau a une certaine analogie, bien que l'hémorrhagie ait frappé la mère d'abord et l'enfant secondairement.

Pour Wendt, dans ces cas, le fœtus a respiré dans le sein des eaux de l'amnios. Ceci n'est pas respirer : point n'est besoin de comparer le mouvement thoracique et le jeu pulmonaire qui ont lieu à la naissance avec ce qui peut avoir lieu au milieu d'un liquide, la mort par hémorrhagie, au contraire, a vite désempli le système vasculaire général et l'auriculaire du fœtus : c'est à cette dernière cause que je me rattache à l'exclusion des autres.

Un fait bien établi par cet auteur, c'est la relation immédiate qui existe entre la *respiration* et la *formation du vide auriculaire*. Wendt a bien vu et je n'ai pu conclure autrement : toutes les fois que la respiration ne s'est pas bien installée, la cavité auriculaire ne s'est pas formée.

De ces données il conclut :

1° Que toutes les fois que l'on trouve intact le coussinet muqueux de la cavité fœtale, on peut être sûr que la respiration n'a pas eu lieu. On le voit, nos conclusions sont identiques.

2° Dès qu'un certain degré de régression existe, il y a eu respiration.

3° La présence du liquide indique le milieu que le fœtus a traversé, et peut caractériser ce milieu (*Médecine légale*).

On voit par cette citation que, parti des mêmes études anatomiques cliniques, et anatomo-pathologiques, l'auteur a été amené à suivre la même voie et à déduire les mêmes conclusions que moi-même.

Blumenstock a depuis cherché expérimentalement à trouver le nombre d'heures nécessaires à la formation complète du vide auriculaire, sous l'influence de la respiration normale.

J'ai pour ma part montré avec quelle rapidité la cavité se vide, et disparait le magma normal physiologique, quand les phénomènes respiratoires sont complets et énergiques : en quelques moments la métamorphose est faite, et au plus tard en quelques heures. Blumenstock croit qu'il faut une moyenne de douze heures.

EXPLICATION DES PLANCHES.

PLANCHE III, FIGURE I.

Figure schématique de la muqueuse de l'oreille moyenne.

Dans le schema (fig. 3, noire), déjà décrit page 99, les replis de la muqueuse sont dessinés d'après une pièce supposée coupée en travers; on y voit le développement de la membrane, les bourses qui isolent les os, et l'expansion qui suspend la corde du tympan, laquelle apparait coupée en travers.

Ici, la disposition est inverse; la vue est prise en face du tympan; et le schema reproduit la disposition de la muqueuse, en supprimant tout ce qui peut gêner la vue de l'ensemble.

Le tympan frappe tout d'abord les yeux (A); la corde du tympan (G) née du facial, que l'on voit en bas et à droite de la figure (F) est indiquée par la demi-lune rougeâtre (D) qui occupe la partie supérieure de la cloison tympanique; elle reparaît par la scissure de Glaser à gauche de la cloison (G).

(D). — Cette surface rouge en arc de cercle est la face antérieure du repli muqueux, ligament suspenseur de la corde du tympan. C'est entre cette face antérieure du ligament et la face interne de la cloison tympanique que se trouve l'espace dénommé *bourse postérieure* par de Trœltsch.

(E'). L'appendice rouge aussi qui se voit en dehors du manche du marteau et parallèlement à lui sous la courbe du repli précédent, est la partie de la muqueuse qui enveloppe la branche descendante de l'enclume et répond à la tête de l'étrier.

(C). — La membrane tympanique transparente montre le triangle lumineux (C).

(B et E), — Au-dessus d'elle, on aperçoit les têtes

Fig. 1. PL. III.

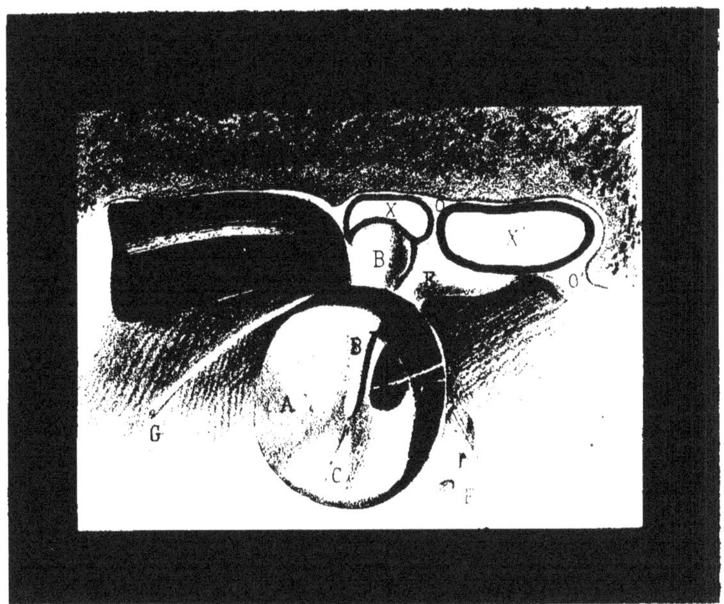

Fig. 7.

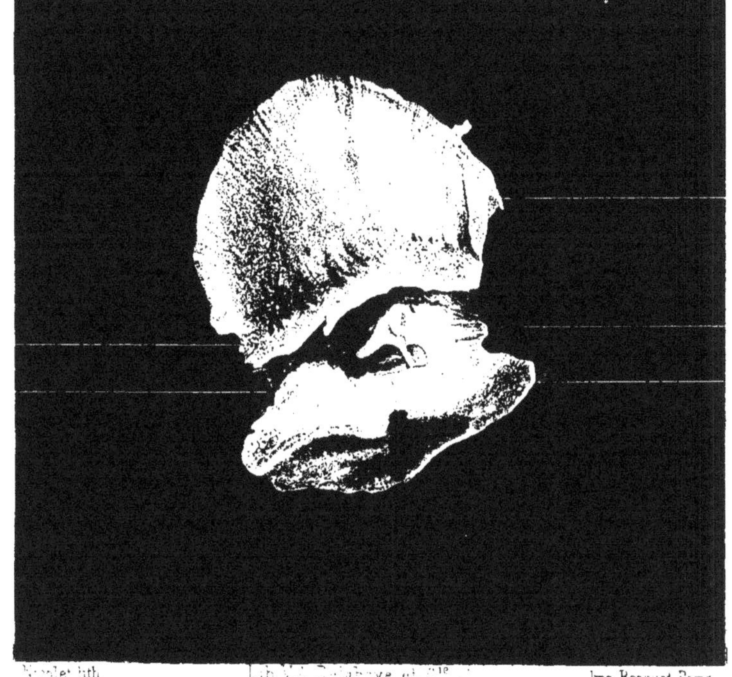

Nicolet lith. Lith V.A. Delahaye et Cie Imp Becquet Paris

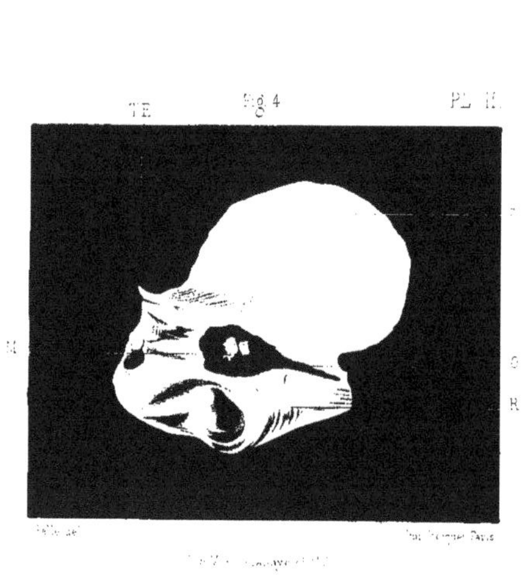

Fig. 4 PL. II.

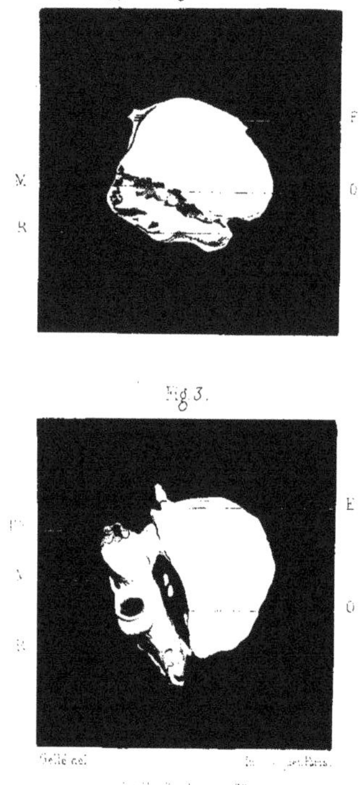

Fig. 2 PL. I.

Fig. 3.

du marteau et de l'enclume et la branche horizontale de celui-ci (B et E).

(X et X'). — Au-dessus de ces deux os, la muqueuse forme deux anneaux (x et x') séparés par une paroi ; c'est le repli, nommé *ligament suspenseur du marteau* ; (O). Il est le plus souvent étendu de la paroi supérieure de la caisse à la tête de l'enclume, et limite *la bourse antérieure* déjà décrite (X, fig. III. p. 99).

(O'). — A l'extrémité de la branche horizontale, de l'enclume, est le ligament spécial aussi indiqué.

(K). — En avant, la muqueuse rencontre le bord du tendon du tenseur (K) et se réfléchit sous lui, pour s'unir à la muqueuse de la trompe d'Eustache (T) ; ce conduit, en effet, commence là, chez le fœtus.

(M et T). — On voit à gauche deux tubes accolés :

(M). — Le supérieur est la gaine du tenseur du tympan.

(T). — L'inférieur est la trompe d'Eustache laquelle s'incurve vers le tendon de ce muscle, qui limite son orifice tympanique.

PLANCHE I ET II, FIGURES II, III, IV.

Oreille du fœtus.

Fig. II. — Oreille de fœtus de 7 mois, mort sans avoir respiré. On y voit : *la caisse tympanique*, pleine du *magma gélatiniforme*.

(M). — Magma opaque, rouge brun, qui remplit toute la cavité.

(O). — Osselets accolés, saillants au niveau de la surface supérieure du magma : ils apparaissent aussitôt la paroi supérieure crânienne de la caisse enlevée.

(E). — Ecaille du temporal.

(R). — Rocher offrant en avant et en arrière les points cartilagineux.

(T. E). — Orifice tympanique de la trompe d'Eustache.

Fig. IV. — Oreille fœtale à la naissance.

PLANCHE VI, FIGURE V.

Oreille d'un enfant nouveau-né insufflé.

Oreille d'un enfant né en état de mort apparente, et, sur lequel l'insufflation a été pratiquée.

La caisse a été ouverte; et, les deux parois, l'externe (écaille et tympan E) et l'interne (ou rocher R) ont été écartées l'une de l'autre pour laisser voir la caisse. (T, tympan).

Ici, la caisse est vide du liquide, mêlé d'air, qui la remplissait en partie.

On trouve les signes évidents de l'état fœtal dans le *magma gélatiniforme*, conservé au niveau de la logette pré-mastoïdienne (X); et, dans l'aspect tomenteux, vasculaire, rouge, épais, de la membrane muqueuse.

PLANCHE IV, FIGURE VI.

Oreille d'un nouveau-né qui a respiré.

Les deux parois (écaille et tympan, A; rocher et paroi interne, B) de la caisse sont séparées; elles montrent l'absence de magma, et la complète transformation de la muqueuse tympanique, qui a l'aspect de celle de l'adulte (comparer avec la figure 5 et avec les précédentes).

PLANCHE III, FIGURE VII.

Oreille d'un enfant nouveau-né, enlevé avec le céphalotribe, après la perforation du crâne (mort avec hémorrhagie).

(E). — Ecaille fracturée; parois dissociées par l'écrasement; vide de la caisse.

(M). — Magma gélatiniforme pré-mastoïdien pâle, exsangue, en partie conservé.

(C). — Caisse vide et métamorphosée; pâleur générale des tissus et des os; la muqueuse et le contenu tympaniques sont presque invisibles.

(R). — Rocher.

(T. E). — Trompe d'Eustache.

Fig. 10. Pl. IV.

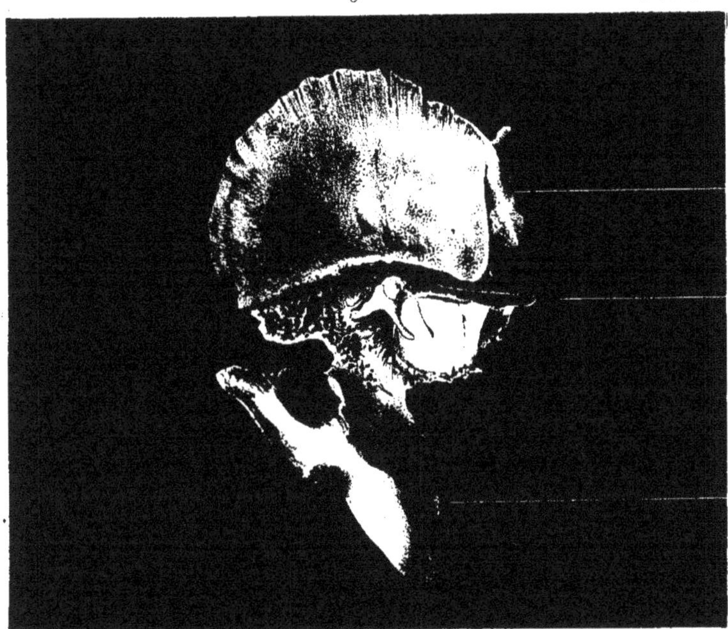

Fig. 6.

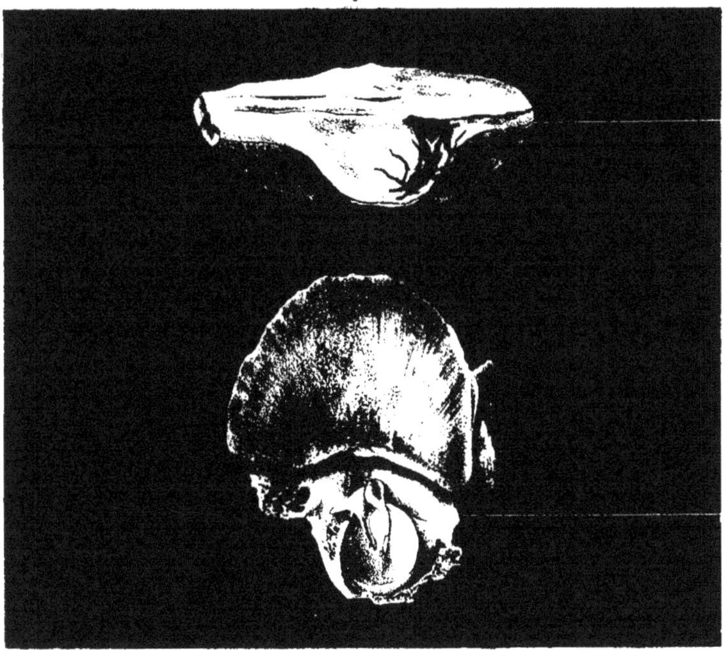

Nicolet lith. Lib. V.A. Delahaye et Cie Imp. Becquet, Paris

PL. V.

Fig. 8.

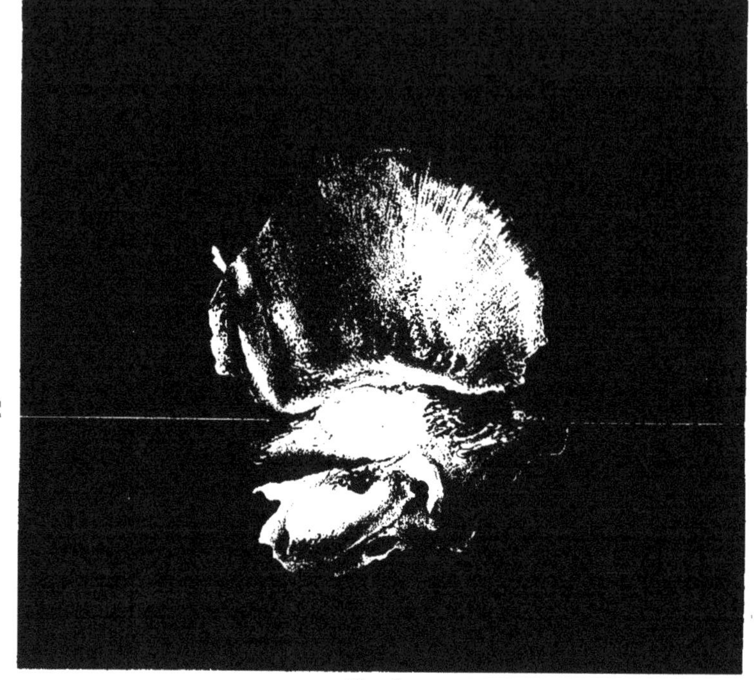

Fig. 9.

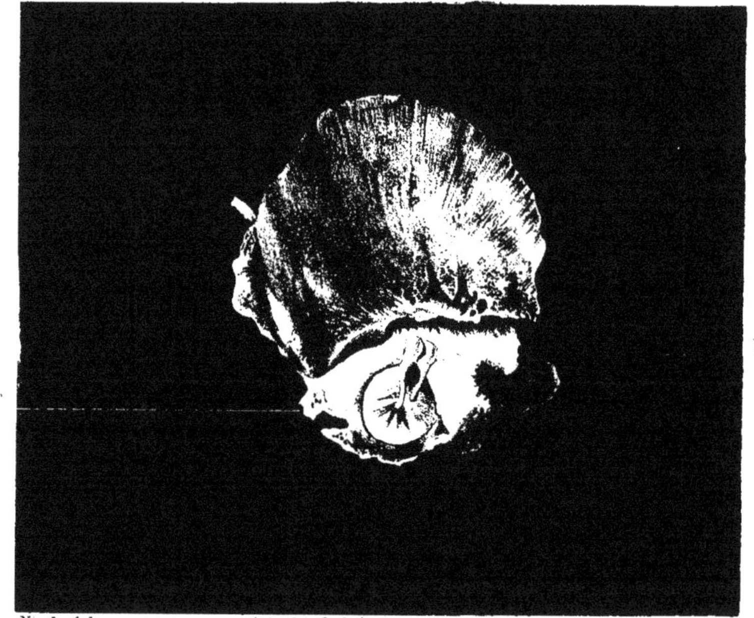

Nicolet lith. Lith. V.A. Delahaye et Cie. Imp. Becquet Paris

PLANCHE V, FIGURE VIII.

Catarrhe de l'oreille d'un nouveau-né à terme.

(M). — La caisse est remplie de muco-pus qui s'aperçoit dès qu'on a enlevé la table osseuse qui en forme la paroi crânienne.

(P). — En arrière, au niveau de la fossette prémastoïdienne, le magma dégénéré et conservant une certaine transparence rosée.

PLANCHE V, FIGURE IX.

Catarrhe de la caisse chez un nouveau-né, avant terme.

On a enlevé la paroi interne et le rocher, pour mettre en vue le tympan et la paroi externe.

(T). — Tympan.

(M). — Magma muco-purulent.

PLAMCHE IV, FIGURE X.

Catarrhe de l'oreille moyenne chez un nouveau-né de quinze jours.

La collection du muco-pus a été balayée par le avage. La muqueuse très-épaissie, très-accusée, est adhérente aux os; les replis fortement constitués; les osselets englobés dans la masse végétante, ferme et très-organisée.

(E, R). — Les deux parois de l'oreille moyenne écartées montrent la même muqueuse hypertrophiée, rouge vif; très-épaisse.

Le tissu spongieux des os est aussi très-injecté.

(A). — Paroi supérieure, de la trompe d'Eustache au tendon du tenseur; violemment épaissie et vascularisée.

PLANCHE VI. FIGURE XI.

Catarrhe de l'oreille chez un enfant d'un mois (otite de la caisse).

(P, E). — Caisse pleine de muco-pus que le lavage a balayé.

La muqueuse hypertrophiée, solide, rouge, saignante, fongueuse, et surtout très-épaissie, comblant les fossettes et cachant les osselets.

(T). — Le tympan légèrement tomenteux et rouge en arrière (repli ou ligament suspenseur de la corde du tympan) est lisse et transparent partout ailleurs.

(E). — Ecaille du temporal.

(P, I). — Paroi interne, dont toutes les saillies sont cachées et les creux comblés par la muqueuse hypertrophiée.

Fig. 5. PL. VI.

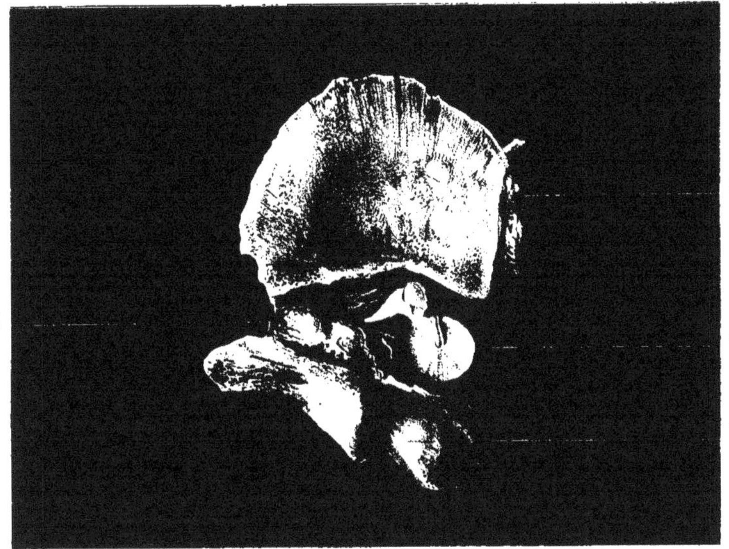

Fig. 11.

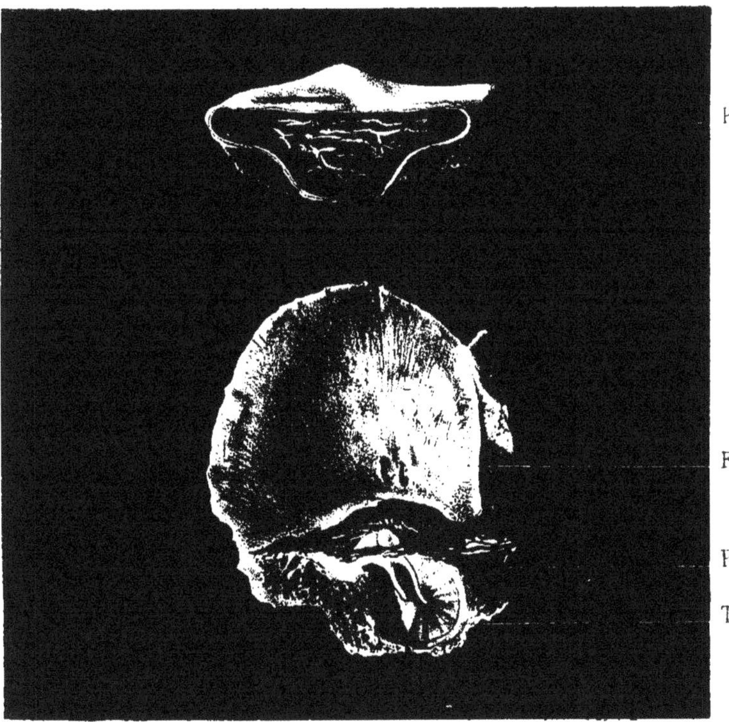

Nicolet lith. Lith. V.A Delahaye et Cie Imp. Becquet, Paris.

TABLE DES MATIÈRES.

PARIS. — IMP. VICTOR GOUPY, RUE DE RENNES, 71.

PARIS. — IMP. VICTOR GOUPY, RUE DE RENNES, 71.

www.ingramcontent.com/pod-product-compliance
Ingram Content Group UK Ltd.
Pitfield, Milton Keynes, MK11 3LW, UK
UKHW021115260726
13994UKWH00002B/898

9 782329 472164